Travail du Laboratoire du Professeur DEJERINE et du Service du Docteur BABINSKI

LES TUMEURS

DE

L'ANGLE PONTO-CÉRÉBELLEUX

(Étude anatomo-pathologique et clinique)

PAR

Le Docteur Joseph JUMENTIÉ

ANCIEN INTERNE DES HÔPITAUX DE PARIS

PARIS

G. STEINHEIL, ÉDITEUR

2, RUE CASIMIR-DELAVIGNE, 2

1911

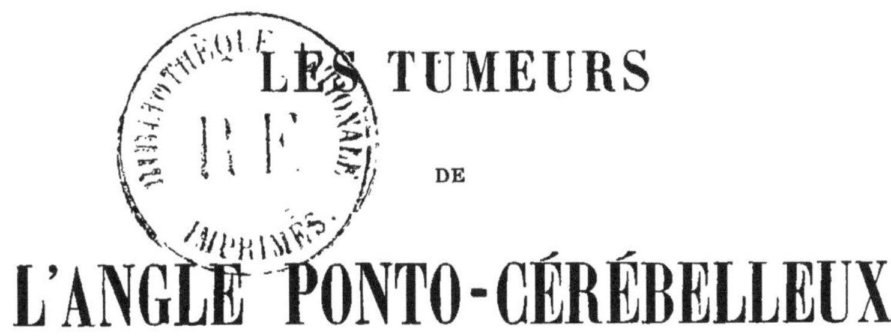

LES TUMEURS

DE

L'ANGLE PONTO-CÉRÉBELLEUX

(Étude anatomo-pathologique et clinique)

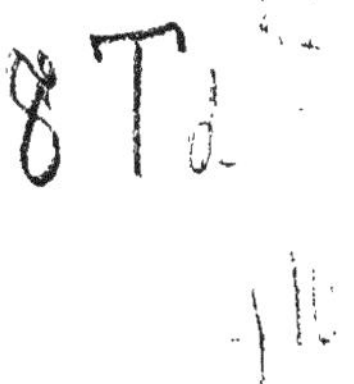

DU MÊME AUTEUR

Contribution à l'étude des fibres aberrantes de la voie pédonculaire et de la dégénérescence de la pyramide et du ruban de Reil dans les lésions de l'étage antérieur du pont. *Revue de Neurologie*, 15 mai 1909.

Un cas de syringomyélie avec mutilations spontanées des doigts (en collaboration avec CHENET). *Société de Neurologie*, 3 juin 1909.

Troubles de la sensibilité dans un cas de maladie de Friedreich (en collaboration avec CHENET). *Société de Neurologie*, 1er juillet 1909.

Chorée de Sydenham avec troubles organiques (en collaboration avec CHENET). *Société de Neurologie*, 1er juillet 1909.

Tumeur de l'angle ponto-cérébelleux (en collaboration avec CHENET). *Société de Neurologie*, 1er juillet 1909.

Sclérodermie en bandes et en plaques avec dystrophie considérable du membre inférieur (en collaboration avec CHENET). *Société de Neurologie*, octobre 1909.

Sur la nature des troubles de la motilité dans les affections du cervelet. Dysmétrie. Tremblements kinétique et statique. Mouvements cloniques. Perturbation des réactions d'équilibration. Asynergie (en collaboration avec le docteur ANDRÉ THOMAS). *Revue de Neurologie*, 15 novembre 1909.

Élongation du plexus brachial. Un cas d'atrophie musculaire primitive type juvénile d'apparition tardive (en collaboration avec le docteur SÉZARY et CHENET). *Société de Neurologie*, décembre 1909.

Monoplégie crurale d'origine cérébrale (en collaboration avec le docteur LONG). *Société de Neurologie*, mars 1910.

Deux cas d'extirpation de tumeurs sous-corticales diagnostiquées et localisées par la clinique (en collaboration avec le docteur DE MARTEL). *Société de Neurologie*, avril 1910.

Tumeur de l'angle ponto-cérébelleux (en collaboration avec le docteur ANDRÉ THOMAS et CLARAC). *Société de Neurologie*, juillet 1910.

Contribution à l'étude des fibres aberrantes de la voie pédonculaire dans son trajet pontin. Les faisceaux aberrants bulbo-protubérantiels internes et externes. Fascicules aberrants médio-pontins. Pes lemniscus interne (en collaboration avec Mme DEJERINE-KLUMPKE). *Société de Neurologie*, 30 juin 1910.

Syndrome cérébelleux unilatéral (en collaboration avec le docteur BABINSKI). *Société de Neurologie* et *Revue de Neurologie*, 30 janv. 1911.

Lésions de l'encéphale au cours du développement des tumeurs de l'angle ponto-cérébelleux. *Société de Neurologie*, décembre 1910.

Examen hystologique de cinq tumeurs de l'angle ponto-cérébelleux (en collaboration avec le docteur SÉZARY). *Société de Neurologie*, mars 1911.

Travail du Laboratoire du Professeur DEJERINE et du Service du Docteur BABINSKI

LES TUMEURS
DE
L'ANGLE PONTO-CÉRÉBELLEUX

(Étude anatomo-pathologique et clinique)

PAR

Le Docteur Joseph JUMENTIÉ

ANCIEN INTERNE DES HÔPITAUX DE PARIS

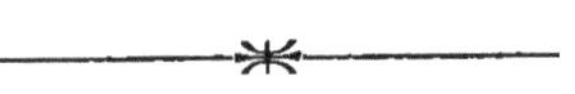

PARIS

G. STEINHEIL, ÉDITEUR

2, RUE CASIMIR-DELAVIGNE, 2

—

1911

A MON MAITRE ET PRÉSIDENT DE THÈSE

M. LE PROFESSEUR DEJERINE

A MON MAITRE

M. LE DOCTEUR BABINSKI.

A MES MAITRES DANS LE LABORATOIRE DE LA SALPÊTRIÈRE

MADAME DEJERINE-KLUMPKE.

M. LE DOCTEUR ANDRÉ-THOMAS.

A MES MAITRES DANS LES HÔPITAUX

M. le Professeur Reclus.
M. le Professeur Debove.

Externat

M. le Professeur Dieulafoy (1903-1904).
M. le Professeur Dejerine (1904-1905).
M. le Professeur Chauffard (1905-1906).
M. le Docteur De Beurmann } (1906-1907).
M. le Docteur Tissier }

Internat

M. le Professeur agrégé Wurst } (1907-1908).
M. le Professeur agrégé Legueu }
M. le Professeur agrégé Marcel Labbé } (1908-1909).
M. le Professeur agrégé Castaigne }
M. le Professeur Dejerine (1909-1910).
M. le Docteur Babinski (1910-1911).

A MES AUTRES MAITRES

Les Docteurs Bonnaire, Fredet, Gandy, Griffon, Jousset, Loeper, Mauclaire, Walther.

INTRODUCTION

Notre attention fut attirée sur les tumeurs de l'angle ponto-cérébelleux durant l'année d'internat que nous avons passée à la Salpêtrière dans le service de notre maître le professeur Dejerine. Chez lui, en effet, nous avons eu l'occasion d'en recueillir 5 observations dont 4 avec vérification ; la dernière se rapportait à un malade que nous avons pu suivre complètement chez notre maître actuel, le docteur Babinski. Dans son service de la Pitié, nous avons eu en outre l'occasion d'examiner toute une série de tumeurs cérébrales dont plusieurs étaient, comme les événements nous l'ont montré, des tumeurs appartenant à la même variété.

Cela porte à huit le nombre des observations personnelles dans lesquelles nous avons pu avoir un examen complet et pratiquer l'autopsie.

Cet ensemble de documents nous a permis de reprendre une question peu connue il y a quelques années encore et sur laquelle toute une série de travaux ont été faits ces temps derniers. Nous avons cherché à dégager de nos observations tout ce qui pouvait servir à la description clinique de ces tumeurs et par cela même aider à leur diagnostic. Ayant à notre disposition des matériaux aussi considérables, nous avons essayé de nous rendre compte des désordres causés par le développement de ces néoplasmes sur le cerveau, et la question si discutée de leur origine et de leur nature nous a également longuement arrêté.

Ce sont ces observations et les résultats de ces différentes études que nous rapportons dans ce travail. Nous y joindrons d'autres observations cliniques dont quelques-unes se rapportent, nous semble-t-il, à des cas analogues et dont les autres pourront nous servir pour le diagnostic.

Nous aurions voulu apporter à ce travail plus de précision encore et nous regrettons que tous nos examens n'aient pu être terminés à temps. Quoi qu'il en soit, nous pensons avoir fait autre chose que de collationner les faits déjà publiés et de les résumer, et nous espérons que cette étude pourra être rapprochée avantageusement de celles déjà publiées. Nous n'ignorons pas toutefois que si elle présente quelque intérêt, elle le tire surtout des conditions dans lesquelles elle a été faite, et c'est pourquoi nous ne saurions trop remercier nos maîtres les docteurs Dejerine et Babinski qui, par leur enseignement et leurs conseils, nous ont permis de la mener à bien.

HISTORIQUE

Le travail de Sandifort (1777) semble être le premier en date : dans ses observations d'anatomie pathologique, il rapporte un cas de tumeur solide adhérente au nerf auditif, sans histoire clinique ; il donne trois figures, du reste trop réduites de cette tumeur, mais dont une cependant montre nettement le nerf se perdant sur le néoplasme ; nous reparlerons de cette observation au moment où nous étudierons l'anatomie pathologique.

Dans l'atlas de Cruveilhier de 1830, on trouve une observation de fibro-sarcome des méninges de cette région avec une planche dont nous donnons une reproduction (pl. I, fig. 1).

Virchow, dans son Traité sur la pathologie des tumeurs (1871), décrit les différentes variétés de tumeurs de cette région (gliome, fibrome, psammome, névrome) et donne plusieurs observations.

Nous n'entreprendrons pas d'énumérer toutes celles rapportées depuis, elles ont été relevées avec soin par les auteurs qui ont fait des travaux d'ensemble sur cette question.

Nous citerons le mémoire de Sternberg de 1900.

Babinski, en 1899, dans son travail sur l'asynergie cérébelleuse, rapportait un cas de tumeur de cette région avec phénomènes cérébelleux et en 1901 il donnait sous le titre d'hémi-asynergie et hémi-tremblement d'*origine cérébello-protubérantielle* une observation de cholestéatome ; il attirait l'attention sur le syndrome résultant d'une pareille lésion.

En 1902, Henneberg et Koch, dans un important mémoire, établissaient définitivement deux types : la neurofibromatose centrale et les tumeurs de l'*angle ponto-cérébelleux* ; ils sont les premiers à donner cette dénomination.

Depuis, de nouvelles observations cliniques ont été publiées de tous côtés. Les chirurgiens devaient s'intéresser à leur tour à cette question, tentés par le caractère encapsulé de ces néoplasmes qui en faisait des tumeurs éminemment énucléables, et de fait les cas d'interventions, palliatives, puis extractives se multiplièrent. L'étude de ces tumeurs est donc vraiment d'actualité, comme le prouvent les récents mémoires d'Alagna, de Palerme (1899), de Martial (thèse de Lyon 1899) ; de Lannois et Durand (1909) ; de Bérard (thèse 1910), enfin de Henschen, de Stockholm (1910) ; ouvrage très documenté portant sur les tumeurs de la fosse postérieure du crâne et en particulier de l'angle ponto-cérébelleux.

Notre travail semblerait donc venir déjà un peu tard si de nombreux points ne restaient encore à élucider tant au point de vue clinique et diagnostique qu'au point de vue anatomo-pathologique. Et c'est vers ce but qu'ont été dirigés nos efforts.

Nous rapportons d'abord nos observations cliniques dont le diagnostic a été confirmé par la nécropsie et nous le ferons sans aucun commentaire.

Viendront ensuite des observations de malades que nous suivons et qui nous semblent être atteints de semblables tumeurs.

Entreprenant alors l'étude clinique de ces tumeurs, nous nous baserons en grande partie sur nos observations pour en faire la description et nous reviendrons à ce moment sur certaines particularités qu'elles présentent en en discutant les caractères.

L'étude de l'évolution de ces tumeurs, si importante à connaître pour le diagnostic, terminera ce chapitre de clinique.

Nous tenterons ensuite une étude anatomo-pathologique. Nous examinerons la structure de ces tumeurs et discuterons leur lieu d'origine. Nous verrons ensuite quels troubles le développement de ces néoplasmes détermine sur la substance nerveuse qu'ils compriment et nous verrons si nous pouvons expliquer les symptômes constatés par des lésions ou des dégénérescences.

Le traitement de ces tumeurs nécessitant un diagnostic ferme, nous verrons s'il est possible d'arriver à une certitude à ce sujet, et de suite nous pouvons dire combien se trompent ceux qui pensent qu'il existe tout un ensemble de signes permettant le plus souvent d'affirmer la présence d'un néoplasme en cette région : il est très difficile de dire si l'on a affaire à une tumeur intra ou extra ponto-cérébelleuse, le diagnostic différentiel de tumeur de la fosse postérieure et de tumeur de l'encéphale est souvent même délicat ; il est enfin parfois même impossible d'affirmer qu'il s'agit bien d'une tumeur cérébrale et que les signes d'hypertension ne relèvent pas d'une autre cause.

Nous aborderons enfin la question si importante et si délicate du traitement, non que nous ayons le dessein d'entrer dans des détails de technique opératoire, mais nous estimons que c'est au médecin à diriger le traitement, à décider l'intervention chirurgicale s'il la juge nécessaire et à en déterminer la nature. C'est en effet au médecin que revient la question si importante des indications opératoires. Nous serons autorisé à en parler avec poids, connaissant les résultats et nous basant sur des observations de malades que nous avons pu suivre.

OBSERVATIONS DE TUMEURS DE L'ANGLE PONTO-CÉRÉBELLEUX

Observation I.

Guid., femme de 61 ans, est entrée à l'infirmerie de la Salpêtrière, dans le service du professeur Dejerine, pour de la faiblesse du côté droit et une baisse progressive de l'acuité visuelle.

Rien de particulièrement intéressant à noter dans ses *antécédents* héréditaires : ses parents sont morts très âgés et ont toujours été bien portants; elle a eu un frère qui est mort tuberculeux, son mari est mort à 47 ans d'un cancer de l'estomac.

Elle s'est mariée à 22 ans et eut deux enfants : le premier est mort à la naissance et le second à 18 mois. Elle a toujours eu une excellente santé jusqu'à 60 ans, à ce moment elle eut une pneumonie.

Histoire de la maladie. — Il y a environ quatre mois (au commencement de décembre 1905) la malade constata que sa vue avait subitement baissé et ces troubles de la vision déterminèrent de la gêne de la marche ; le jour elle pouvait encore sortir seule mais la nuit elle était obligée de se faire conduire. Elle eut au bout de quelques jours de la diplopie, qui subsista depuis ; un mois plus tard elle s'aperçut que son œil droit devenait plus faible, tous les mouvements étaient possibles mais elle les exécutait avec moins de force. A ce moment, les personnes de son entourage remarquèrent qu'elle bavait; en parlant, la salive s'écoulait au niveau de la commissure droite, la malade n'y avait guère prêté attention et ignore si elle eut la figure déviée. La parole n'était pour ainsi dire pas changée; toutefois, certains mots étaient plus mal prononcés.

Durant les deux mois qui suivirent, la malade fit trois chutes sans perdre connaissance, elle tombait comme une masse sans avoir le temps de se retenir aux meubles voisins et sans lâcher les objets qu'elle tenait. Elle fut amenée à la Salpêtrière il y a un mois, étant tombée trois fois la même journée.

Examen du 17 avril 1906 :

La force musculaire est assez bien conservée et il faut déployer une certaine force pour plier ou étendre l'avant-bras sur le bras quand la malade s'y oppose. Elle serre bien la main, et relève bien le poignet. Toutefois ces mouvements se font du côté droit avec une énergie moindre que celle déployée dans le membre du côté opposé. Au membre inférieur il en est de même; le groupe des fléchisseurs de la jambe sur la cuisse est le plus pris.

Ce qui contraste avec cette conservation relative de la force musculaire ce sont les *troubles de l'exécution des mouvements*. Ce qui domine surtout au membre supérieur c'est l'*ataxie* ; la malade n'arrive que péniblement à porter son index au bout de son nez ou à son œil. On constate les mêmes troubles au membre inférieur.

Les réflexes tendineux sont forts au membre supérieur droit : réflexes olécranien et des radiaux. Les réflexes patellaires sont normaux. Le signe de Babinski est trouvé à certains moments mais n'est pas très net.

Les sensibilités tactite et douloureuse sont légèrement diminuées du côté droit et particulièrement au niveau de la jambe. Pas de troubles de la notion de position des différents segments du corps,

La face est touchée du côté droit, légère parésie du facial inférieur qui est plus contracturé que paralysé, ce qui fait que le pli naso-génien est plus accusé que du côté sain ; de même la commissure droite est un peu plus élevée que la gauche; la salive s'écoule de ce côté et les aliments s'accumulent entre la joue droite et les arcades dentaires ; elle ne peut ni siffler, ni souffler. La

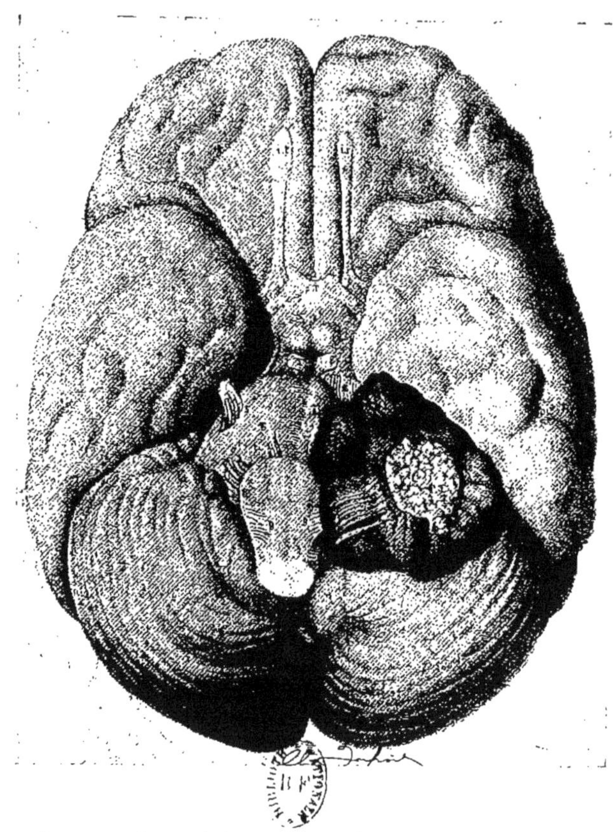

FIG. 1. — Sarcome des méninges (Reproduction d'une planche de l'atlas de Cruveilhier).

G. STEINHEIL, Éditeur.

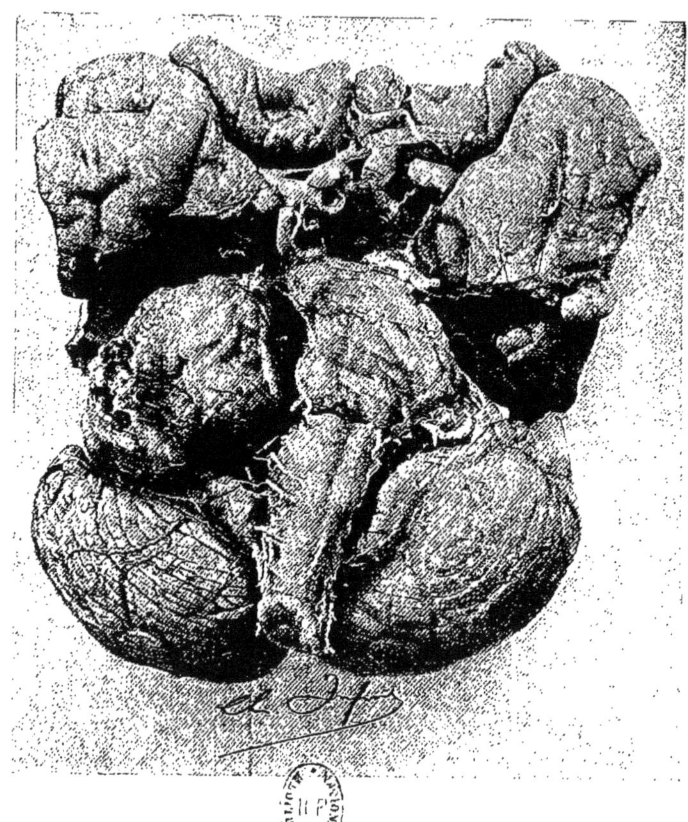

FIG. 2. (Obs. I, cas Guid...). — Tumeur de l'angle ponto-cérébelleux droit (coupe de Meynert).

langue est déviée du côté paralysé ; tous les mouvements sont possibles mais ralentis et maladroits, il n'y a ni contractions fibrillaires ni atrophie.

L'examen des yeux révèle une impossibilité de porter en dehors le globe oculaire droit, il y a donc une paralysie du droit externe correspondant : du reste la malade accuse de la diplopie et même de la polyplopie.

Les réflexes pupillaires sont normaux. La sécrétion lacrymale est tarie.

Il y a *des troubles de la parole* assez accentués, de la dysarthrie ; la parole est mal articulée, la voix est nasonée. Les voyelles et les consonnes sont mal prononcées car les liquides refluent vers les fosses nasales, la malade ne peut émettre le son *a* quand on abaisse fortement la langue.

En résumé, paralysie des VIe et VIIe nerfs craniens droits, hémiparésie droite avec hémi-ataxie et hémi-anesthésie correspondantes.

Le 3 *août,* la malade ne peut plus avaler les liquides qui passent dans le larynx, on la nourrit à la sonde.

Le 7, elle tombe dans le coma dont elle sort le lendemain matin mais son état reste précaire.

Le 14, le coma est réapparu depuis quelques jours, la malade meurt.

A l'autopsie, on trouve une volumineuse tumeur de l'angle ponto-cérébelleux droit (fig. 2).

Observation II.

March., femme âgée de 49 ans, est entrée dans le service du professeur Dejerine le 18 janvier 1909 pour des maux de tête et un affaiblissement progressif.

On ne note rien de particulier dans les *antécédents* de cette malade ; seulement, il y a quatre ans, un traumatisme violent sur le nez à la suite duquel elle aurait perdu connaissance et serait tombée à terre.

Histoire de la maladie. — C'est en novembre 1906 qu'apparut la céphalée ; elle était gravative, siégeant surtout à la nuque : elle survenait surtout par crises, et en particulier à l'occasion des mouvements, elle devint ensuite frontale. Depuis le mois d'octobre 1908 sont survenus : un affaiblissement progressif et des troubles de la marche ; en même temps elle remarquait une baisse de sa vision.

Examen du 10 avril 1909 :

La malade est confinée au lit du fait de ses céphalées qui ne lui laissent guère de repos et qui augmentent dès qu'elle veut se soulever.

La force musculaire est à peu près normale, toutefois dans les membres droits on note un très léger affaiblissement.

Les réflexes tendineux sont très forts des deux côtés sans qu'on puisse noter de différence d'un côté à l'autre, la percussion du radius détermine surtout de la flexion des doigts.

Les réflexes rotuliens sont nettement exagérés et il y a une ébauche de clonus de la rotule La trépidation épileptoïde existe des deux côtés. La recherche du réflexe plantaire montre des deux côtés, le signe de Babinski par excitation du bord externe du pied alors que l'excitation du bord interne détermine la flexion du gros orteil.

Si la force musculaire est pour ainsi dire intacte on note des troubles dans l'*exécution des mouvements*. Il existe très nettement des troubles de la diadococinésie au niveau de la main et du bras droit, comme on peut s'en rendre compte par une série d'épreuves. De plus lorsque l'on commande à la malade de porter le doigt sur son nez ou d'approcher un verre de ses lèvres on constate dans les mouvements du bras droit, de la lenteur, une légère hésitation : elle s'arrête en arrivant près du but puis repart, il y une décomposition nette des mouvements. Elle présente également de la maladresse quand elle essaye de ramasser une épingle avec les doigts de la main droite. On constate les mêmes caractères des mouvements quoique moins nets au membre inférieur droit, en particulier lorsque l'on fait porter le talon sur le genou du côté opposé. Pas de tremblement.

Le peaucier se contracte bien des deux côtés.

Pas de mouvements associés.

Pas d'atrophie musculaire.

La *sensibilité générale* ne semble pas touchée, du moins pour ce qui est du tact et de la douleur, peut-être à l'examen de la sensibilité thermique note-t-on, une exagération de la sensibilité pour le froid au membre supérieur droit, mais il y a bien peu de différence. Le sens des attitudes est intact.

A l'examen de la face. — Dans le domaine du facial, peu de chose ; toutefois, un peu de parésie droite pour l'orbiculaire des lèvres et pour les muscles de l'aile du nez, mais elle peut fermer l'œil droit isolément et pas le gauche.

Le *trijumeau droit* est troublé dans son fonctionnement, absence complète du réflexe cornéen qui existe du côté opposé.

La malade éprouve une sensation d'engourdissement de toute la moitié droite de sa face, qui lui donne la sensation d'être plâtrée, la sensibilité est nettement troublée au tact, petites erreurs de localisation, la douleur est moins nettement perçue, la sensibilité thermique est également diminuée à droite.

A l'examen des yeux on note une légère diminution de la fente palpébrale à droite ; la pupille droite est un peu plus petite que la gauche.

Les réflexes à la lumière et à la convergence sont normaux, il existe du nystagmus bilatéral dans les mouvements de latéralité, secousses plus rapides et plus petites quand le regard est porté à gauche.

Le nystagmus existe également quand le regard est porté en haut, il est absent quand le malade regarde en bas.

L'audition est très touchée à droite. Surdité aérienne complète. Grosse diminution de l'audition osseuse.

Le Weber n'est pas latéralisé à droite mais indifférent.

Examen de mai 1909.

Depuis le dernier examen de la faiblesse est apparue dans les membres droits, diminution nette de la force musculaire surtout au membre supérieur, au niveau du biceps et des fléchisseurs de la main.

Les muscles sont notablement plus mous.

Il y a une atrophie légère des muscles, des éminences thénar et hypothénar de la main droite, également atrophie des muscles de la jambe et en particulier du mollet.

Dans l'exécution des mouvements du membre supérieur droit on note en plus de *la dysmétrie*, surtout nette quand on commande à la malade de prendre un verre ; il se produit un mouvement d'hyperextension forcée des doigts.

Les réflexes tendineux sont forts des deux côtés. On constate l'extension des orteils bilatérale, ainsi que les signes de Schœffer et de Strumpel. Le réflexe cutané abdominal est faible des deux côtés.

La surdité droite est complète.

On note une parésie du VIe nerf à droite.

Nystagmus dans toutes les positions.

Pupille droite plus petite, oblique ovalaire, mais réagissant bien.

Le facial droit est toujours très peu touché.

Dans le domaine du trijumeau, grosse diminution des sensibilités tactile douloureuse et thermique.

Il y a une paralysie du voile du côté droit ; rejet des aliments par le nez. Voie nasonée et bitonale.

La céphalée étant devenue intolérable et l'examen du fond de l'œil montrant une stase papillaire double, avec grosse diminution de l'acuité visuelle, une intervention chirurgicale est décidée.

Opération le 15 juin 1909 par M. de Martel, service du professeur Segond, qui fit un volet décompressif, sans ouverture de la dure-mère, l'opération amène une disparition de la céphalée ; l'œdème de la papille s'atténue dans les jours qui suivent. La malade a un état de bronchite aggravé par les troubles de la déglutition, au bout de huit jours, elle a de la broncho-pneumonie et meurt.

Le 26 juin 1909, à l'autopsie, on trouve une volumineuse tumeur de la région ponto-cérébelleuse droite (voir fig. 3, pl. III).

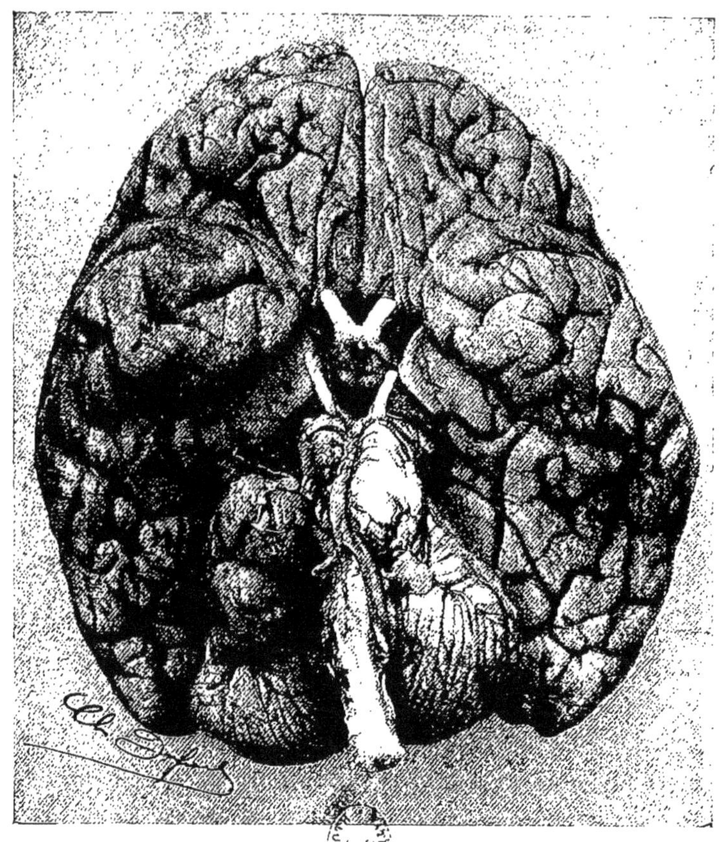

FIG. 3. (Obs. II, cas March...). — Tumeur de l'angle ponto-cérébelleux droit.

Observation III.

Mér., homme âgé de 56 ans, employé aux chemins de fer, vient à la consultation du professeur Dejerine, pour des maux de tête persistants et des crises convulsives.

Dans ses antécédents on note seulement une fièvre typhoïde à l'âge de 10 ans et des troubles gastriques paraissant dus à des excès de boisson. Il s'est marié à 29 ans et a eu trois enfants dont l'aîné est vivant, les deux autres sont morts un à 7 ans de scarlatine et l'autre de diarrhée infantile à quelques mois.

Histoire de la maladie. — Les maux de tête dont il se plaint ont commencé il y a deux ans et ont été en augmentant. La céphalée au début ne survenait que le matin au réveil mais était très violente ; progressivement elle devint plus durable et plus intense. Actuellement, presque continue, elle ne présente pas de localisation bien précise, tantôt frontale, tantôt rétro-oculaire.

C'est au cours d'accès de céphalée plus violente que sont survenues *les crises* pour lesquelles il vient consulter. Apparues pour la première fois il y a 18 mois elles éclatent toujours au cours d'une exacerbation des maux de tête. Le matin, dès son réveil, le malade éprouve des nausées rapidement suivies de vomissements, biliaires et glaireux ; s'il essaye de se lever il ne peut y parvenir, s'il se met debout il perd l'équilibre et tombe. Le plus souvent cette chute n'est pas accompagnée de perte de connaissance, cependant cela s'est produit quelquefois. C'est à ce moment qu'apparaissent alors des mouvements convulsifs ayant nettement l'aspect de convulsions jacksoniennes. Les convulsions se produisent dans le bras gauche, surtout dans la main, la jambe est seulement envahie à la fin de la crise. Quant à la face, les mouvements se font dans la moitié droite et s'accompagnent de déviation des globes oculaires en haut et à droite. Ces crises espacées au début sont devenues de plus en plus fréquentes et depuis un mois et demi elles surviennent tous les jours surtout le matin. Après ces crises on ne constate pas de faiblesse dans les membres, mais le malade se trouve durant toute la journée dans un état vertigineux très spécial, étourdi et ébrieux avec démarche chancelante.

Examen du 20 juillet 1909.

Ce qui frappe surtout chez ce malade c'est sa démarche qui est incertaine, nettement ébrieuse, il ne peut suivre une direction rectiligne et a tendance à tomber vers la gauche, côté vers lequel il se sent du reste toujours entraîné.

On constate que sa force musculaire est intacte : il s'agit d'un homme encore vigoureux quoique d'apparence un peu grêle, l'examen de la motilité volontaire dans les différents segments des membres supérieurs et inférieurs ainsi que du tronc montre qu'elle est parfaite.

On note toutefois que le peaucier gauche se contracte moins que le droit.

La flexion combinée de la cuisse et du tronc existe à gauche. On ne trouve pas d'autres mouvements associés ; mais on note une hypotonie nette du même côté surtout dans la flexion de l'avant-bras sur le bras.

Il existe des troubles nets de la diadococinésie au membre supérieur gauche.

Les réflexes tendineux sont forts d'une façon générale, mais les réflexes rotulien, achilléen, olécranien, périosté radial et des radicaux sont nettement plus brusques et plus secs du côté gauche.

Le réflexe contro-latéral des adducteurs existe des deux côtés et est fort. Pas de trépidation épileptoïde.

La recherche des réflexes cutanés montre : des réflexes crémastériens normaux ; des réflexes abdominaux un peu plus forts à gauche, le réflexe plantaire se fait en flexion à droite : on obtient parfois le signe de Babinski du côté gauche.

Les sensibilités tactile, douloureuse et thermique paraissent normales à la face, aux membres et au tronc. Il en est de même de la sensibilité osseuse.

L'examen de la face révèle dans les mouvements provoqués une légère asymétrie : la bouche prend une forme oblique ovalaire et il semble y avoir une parésie faciale gauche.

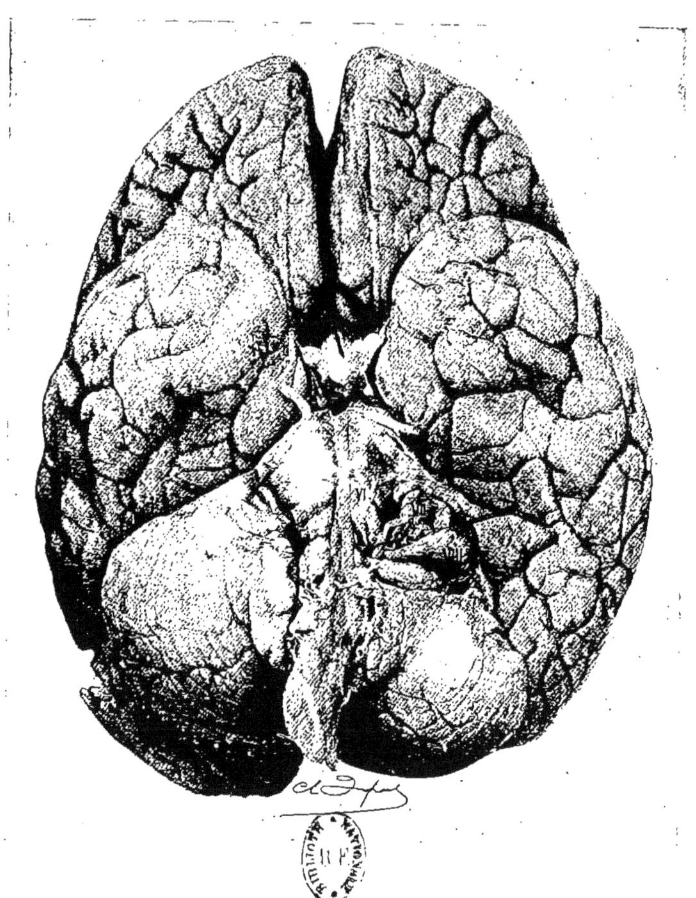

FIG. 4. (Obs. III, cas Mer...). — Tumeur de l'angle ponto-cérébelleux gauche.

V, trijumeau ; — VI, moteur oculaire externe ; — VII, facial ; — VIII, acoustique.

G. STEINHEIL, Éditeur

On note une grosse diminution de l'acuité auditive à gauche aussi bien de l'acuité osseuse que l'acuité aérienne.

L'examen des yeux montre une double parésie des droits externes; le malade accuse du reste de la diplopie; il existe un peu de nystagmus léger dans les mouvements extrêmes de latéralité.

L'examen du fond de l'œil enfin révèle une double stase papillaire.

La ponction lombaire montre un liquide qui semble normal et ne paraît pas hypertendu.

Le diagnostic probable de tumeur cérébrale est porté, mais on est gêné pour la localisation, étant donnée la coexistence avec des signes de compression des nerfs de la base, de phénomènes convulsifs à type jaksonien.

Le 6 *août.*— Malgré le traitement mercuriel institué on ne note aucune amélioration ; même fréquence des crises concernant leur fixité de localisation, le malade tombe dans un état de somnolence qui va en s'accentuant.

Le 23. — L'état du malade est nettement aggravé, pendant et après les crises le malade présente des troubles de la marche et de la station qui témoignent d'une grosse perturbation de l'équilibre, il marche les jambes écartées et titube.

On note en outre de l'asynergie et des mouvements démesurés dans le bras et la main gauche.

De plus, des troubles de la déglutition sont apparus et l'on constate une déviation de la luette à droite.

Pas de troubles de la voix.

Le sterno-mastoïdien et le trapèze paraissent sains des deux côtés.

La parésie des droits externes est plus marquée et elle augmente surtout pendant la crise.

Une opération décompressive est décidée devant l'inefficacité du traitement mercuriel et elle est pratiquée par M. de Martel dans le service du professeur Segond, le 24 août 1909. Au cours de la taille du volet osseux, la dure-mère est sectionnée accidentellement par suite d'adhérences et une hémorragie assez abondante se produit. A ce moment le malade a une syncope mortelle.

A l'autopsie on trouve une tumeur dans la région de l'angle ponto-cérébelleux gauche (voir fig. 4).

Observation IV.

B..., femme, âgée de 43 ans et demi.

Cette malade est amenée à la consultation du professeur Dejerine pour des troubles mentaux accentués avec hallucinations et perte de mémoire remontant à plusieurs mois et mis sur le compte d'un traumatisme violent.

Histoire de la maladie. — Le 16 avril 1908, cette malade en rentrant chez elle aurait été renversée par une voiture automobile, elle aurait perdu connaissance et présenta de l'amnésie traumatique.

Il s'agissait d'un accident assez grave, on la transporta à l'hôpital Boucicaut, elle avait trois côtes fracturées, des contusions des membres inférieurs et une plaie du cuir chevelu causée par la pénétration de son peigne sous l'influence du traumatisme. Dans cette chute la tête aurait porté sur le côté droit.

Au bout de 15 jours elle quitte l'hôpital très améliorée, pouvant marcher, mais elle continuait, depuis cet accident à souffrir de la tête, comparant ses douleurs à des coups de marteau, elle ne put reprendre son métier de blanchisseuse.

Antécédents. — En interrogeant cette malade, ou plutôt son entourage, on apprenait qu'elle avait toujours été bien portante avant son accident ; mariée, elle avait eu 5 enfants dont 4 vivants, elle en avait perdu un de méningite et son mari était mort tuberculeux.

L'état de céphalée persista jusqu'au mois d'août 1909, date à laquelle la malade dut s'aliter de nouveau, étant prise de vertiges qui l'empêchaient de se tenir debout.

Mais déjà depuis un mois environ, elle présentait des *troubles*

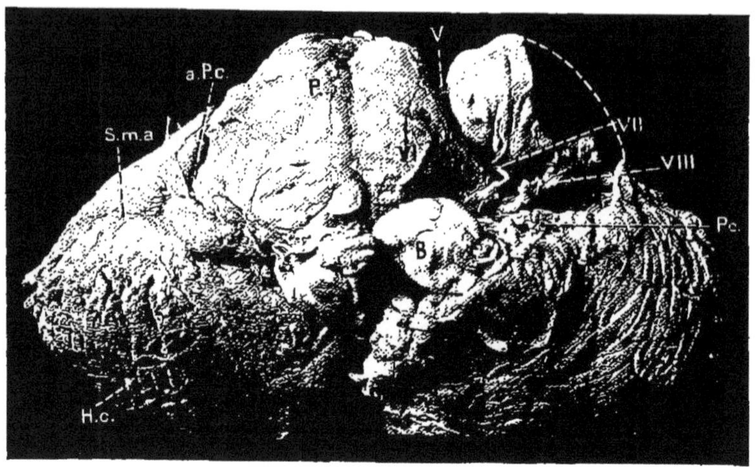

FIG. 5. (Obs. IV, cas B...). — Tumeur de l'angle ponto-cérébelleux gauche.

P, protubérance; — *B*, bulbe (coupé à l'état frais et rétracté); — *Hc*, hémisphère cérébelleux ; — *Pc*, plexus choroïdes ; — *a. Pc*, angle ponto-cérébelleux; — *Sma*, sillon marginal antérieur; — *V*, trijumeau; — *VI*, moteur oculaire externe; — *VII*, facial; — *VIII*, acoustique.

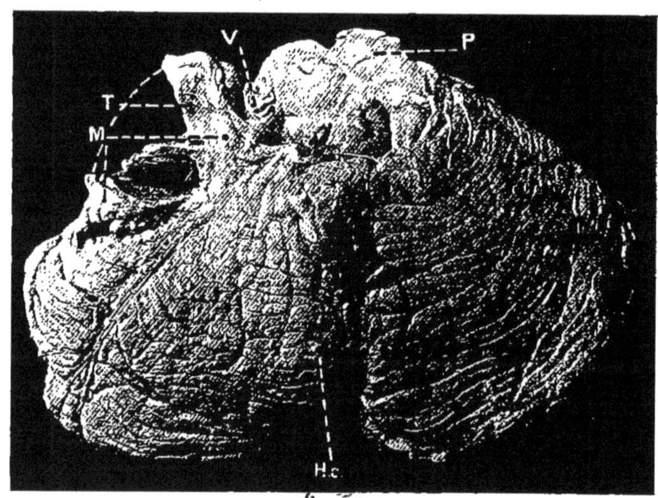

FIG. 6. (Même observation). — Cervelet vu par sa face supérieure.

P, Protubérance; — *Hc*, hémisphère cérebelleux; — *T*, tumeur; — *M*, méninges épaissies adhérant à la tumeur.

G. STEINHEIL, Éditeur.

mentaux, elle avait des hallucinations visuelles, voyant devant elle des objets ou des êtres animés et prenant les rideaux de sa fenêtre pour des personnages, etc.

Quand on l'interroge, on constate qu'elle a perdu la mémoire ; elle raconte qu'elle rentre de la campagne alors qu'elle n'a pas quitté Paris.

Elle n'a pas d'hallucinations auditives.

L'examen mental montre une grande désorientation, elle parle de 1843, interrogée sur la date de son accident elle l'a oubliée, elle pense qu'il remonte à 1905 et dit ensuite qu'elle est en 1904.

Elle ne sait pas où elle se trouve.

Après quelques paroles sensées elle déraisonne.

Elle cherche à se lever.

Pas d'idées délirantes, malade docile.

Examen. — La malade est amenée en voiture d'ambulance et ne peut marcher que soutenue. Assise, elle reste inerte, les yeux fixes, dans le vague, sans avoir l'air de s'intéresser à ce qui se passe autour d'elle. Elle est plongée dans un état de torpeur assez marqué et déclare avoir toujours sommeil. La force musculaire aux membres supérieurs semble intacte.

On note une lenteur dans l'exécution des mouvements.

Les réflexes tendineux sont un peu forts, surtout le rotulien droit ; l'extension de l'orteil semble exister à droite, mais est douteuse.

On note de la trépidation épileptoïde droite.

A la face on constate une parésie nette du facial gauche.

La malade raconte qu'elle a une moitié de la figure, la joue surtout qui ne sent pas ; il est impossible de se rendre compte de ces troubles, étant donné l'état d'aplatissement de la malade.

On constate une surdité gauche nette.

Le droit externe gauche est parésié.

On note une légère inégalité pupillaire avec myosis gauche.

Mais les réflexes lumineux existent, toutefois la contraction des pupilles ne tient pas, et elles se redilatent aussitôt.

Nystagmus léger.

La vision semble avoir baissé, elle est moins bonne à gauche qu'à droite et l'examen ophtalmoscopique montre une légère stase papillaire gauche.

Le diagnostic probable de tumeur de l'angle ponto-cérébelleux est porté, mais les phénomènes mentaux, si marqués chez cette malade, avaient d'abord attiré l'attention et égaré un moment le diagnostic qui ne fut porté qu'après un examen plus complet.

Quelques jours après, 25 avril 1910, cette malade mourait.

A *l'autopsie* on note une forte adhérence de la dure-mère à la face profonde du crâne, de la congestion cérébrale.

On trouve une tumeur du volume d'une petite noix à direction transversale, siégeant sur la partie latérale gauche de la protubérance, comprimant le trijumeau par une de ses extrémités (voir fig, 5 et 6).

Son autre extrémité semblait très adhérente à la pie-mère au niveau du sillon marginal antérieur du cervelet.

A sa face inférieure répondant au sillon latéral du bulbe, on voit arriver la VIIe paire et la VIIIe paire qui s'éparpillent à sa surface et semblent s'y perdre.

Autour de la tumeur on voit deux replis méningés contenant une assez grande quantité de liquide céphalo-rachidien qui paraissait enkysté Ces kystes se sont rompus en ôtant le cerveau.

Une coupe macroscopique pratiquée dans la tumeur montre un aspect moiré avec trames fibrillaires et une ou deux petites masses hyalines.

Observation V.

Toch., 36 ans, coloriste en cartes postales, vient à la consultation du professeur Dejerine en novembre 1909 pour une *céphalée* intense et tenace et des *vertiges*.

C'est un homme particulièrement vigoureux, véritable athlète.

qui a toujours été bien portant jusqu'en octobre 1909, date à laquelle débutèrent, au cours d'une période militaire, les accidents dont il se plaint ; de l'*insomnie* tenace, de la *céphalée* et depuis quelques jours *des troubles de la marche.*

Dans les antécédents de ce malade on note : une fièvre typhoïde dans le jeune âge ; une hémoptysie sans autres symptômes, il y a seize ans ; une crise de dépression neurasthénique pour laquelle il vint consulter déjà le professeur Dejerine et dont il guérit rapidement.

Le malade nie la syphilis ; il a eu trois enfants, dont un mort en bas âge de broncho-pneumonie. Il est à noter que sa femme fit une fausse couche de sept mois ; peut-être y a-t-il eu contamination, ce malade ayant eu des rapports extra-conjugaux quelque temps avant.

Examen du 7 janvier 1910. — Les *vertiges* sont les troubles dont il se plaint surtout ; ils sont particulièrement marqués après les repas et il les compare à un véritable état d'ivresse.

Les *troubles de la marche* sont des plus nets : le malade *se tient debout* et *marche les jambes écartées*, élargissant sa base de sustentation. On note des *oscillations*, perçues du reste par le malade, de la *titubation.*

Sa *démarche* est incertaine, ébrieuse et il a de la *latéro-pulsion droite* qui le fait involontairement frôler les murs. L'occlusion des yeux ne la fait du reste pas augmenter.

Si on lui fait exécuter une brusque volte-face, il hésite et titube surtout quand il tourne de gauche à droite : au bout de quelques rotations dans ce sens, il accuse des bourdonnements d'oreille avec sifflements, ce qui ne se produit pas dans les mouvements de droite à gauche.

La titubation et l'hésitation sont également très nettes quand le malade se lève de la chaise pour marcher, quand il exécute un mouvement ou un ordre brusquement donné. Le saut à cloche-pied est difficile du côté gauche, impossible à droite. Les troubles de l'équilibre sont donc manifestes. Durant la marche on remarque que la jambe droite est plus raide que la gauche et il la porte plus brusquement et plus loin en avant, le pied droit frappant avec force le sol.

Dysmétrie nette du côté droit constaté par une série d'épreuves. Lorsque le malade veut prendre un verre sur la table, il y a une hyperextension des doigts de la main droite. Si on lui commande, lorsqu'il est sur le dos, de mettre le talon sur le genou opposé, on voit que du côté droit il dépasse le but et revient dans un second temps. Quand le malade met le pied sur une chaise, on note du côté droit une brusquerie plus grande.

Dans tous ces mouvements, on note de l'hésitation, le malade dépasse le but et ne le touche qu'après plusieurs oscillations, mais l'*orientation vers le but est conservée.*

La suppression du contrôle de la vue n'augmente pas ces phénomènes.

Asynergie peu marquée. Lorsque le malade renverse le haut du corps en arrière, les jambes fléchissent sur les pieds et les cuisses sur les jambes ; pas de chute en arrière.

Pas de troubles de la diadococinésie.

La force musculaire est intacte aussi bien aux membres supérieurs qu'aux inférieurs ; aucune parésie.

La flexion combinée de la cuisse et du tronc est peu nette, le malade détache un peu plus le talon droit que le gauche.

Pas de *signe de Babinski.* Les *réflexes tendineux* sont normaux.

Légère et discutable *parésie faciale* droite.

Tremblements fibrillaires de la langue, qui est légèrement déviée à gauche. Plaque de leucoplasie sur son bord droit. Elle semble plus molle, un peu *atrophiée* de ce côté.

Le voile du palais est affaissé à droite et la luette est déviée à gauche. Pas de troubles de la déglutition.

La parole, comme le reconnaît le malade, est gênée, embrouillée, difficile ; la langue marche moins bien, il ne peut plus chanter comme il le faisait autrefois.

Yeux. — Parésie du droit externe. — Strabisme interne de l'œil droit. *Nystagmus* seulement dans les mouvements latéraux externes de l'œil droit. *Pas de stase papillaire*, mais papilles blanches à type d'atrophie papillaire (Rochon-Duvigneaud).

Oreilles. — Surdité à droite avec conservation de la transmission osseuse des bruits. Ouïe normale à gauche.

Sensibilité. — Il ne semble pas y avoir de troubles de la sensibilité générale sur le tronc et sur les membres. Anesthésie au tact, à la piqûre et au goût dans la moitié droite du voile, la partie postérieure de la langue du même côté et la partie interne de la joue droite.

Le malade trouve que les aliments, quand ils sont du côté droit de sa bouche n'ont aucun goût.

Le trijumeau ne semble pas pris dans sa branche motrice.

État général. — Amaigrissement marqué, perte d'appétit, insomnies.

L'examen des urines montre *du sucre,* 34 gr. 72 par litre, sans aucun autre signe de diabète.

La ponction lombaire montre une hypertension nette de la présence du sucre en excès dans le liquide céphalo-rachidien. Pas d'albumine. *Réaction de Noguchi* négative (docteur Baudoin).

A ce moment, on était en droit de porter le diagnostic de tumeur de l'angle ponto-cérébelleux droit, étant donnés les troubles dans le domaine de Ve, VIe, VIIe et VIIIe paires droites avec la paralysie droite du voile et les troubles cérébelleux, prédominant à droite.

Toutefois la stase papillaire faisait défaut.

Le traitement spécifique fut alors institué sans résultats.

Examen du 27 février. — Le malade très impressionné et désespéré est resté un certain temps sans venir à l'hôpital et, quand on l'examine, on constate une rapide aggravation.

La marche est devenue presque impossible, on doit le soutenir. L'écartement de la base de sustentation ainsi que la titubation ont augmenté. Il en est de même de la dysmétrie.

La force musculaire est toujours intacte. Au dynamomètre : 30 main gauche, 40 main droite, toutefois on note un peu d'hypotonie des fléchisseurs de la jambe sur la cuisse.

Les réflexes tendineux rotuliens et achilléens sont très forts des deux côtés, le réflexe radial semble plus fort à gauche.

Réflexes cutanés. — En recherchant le *signe de l'orteil*, on note que le malade ne réagit presque pas. Mouvement de défense avec ébauche de flexion. Réflexe crémastérien net des deux côtés. Abdominal faible.

On n'a pas trouvé de *catalepsie :* le malade couché sur le dos (cuisses fléchies sur le bassin et jambes sur les cuisses) se fatigue vite et oscille.

De nouveaux phénomènes ont apparu :

Double spasme facial, surtout dans le facial supérieur, fermeture spasmodique des yeux.

Le nystagmus est devenu bilatéral, très marqué dans les mouvements de latéralité. *Diplopie.*

Les troubles de la sensibilité sont les mêmes dans le domaine du trijumeau. Toutefois, on note que le malade sent plus la piqûre. Sorte d'hyperesthésie douloureuse dans le territoire cutané du trijumeau.

Sens stéréognostique intact.

La paralysie faciale reste discutable.

Examen électrique (docteur Baudoin). — *Galvanique.* Contraction de l'orbiculaire des yeux et du mentonnier pour 5 milliampères à droite. A gauche, on obtient une contraction des mêmes muscles avec 3 milliampères.

Examen oto-rhino-laryngologique (docteur Munch). — Weber latéralisé à gauche. Larynx normal. Voile du palais prolabé à droite.

Les troubles du caractère sont très aggravés ; le malade pleure facilement ; il ne peut plus travailler ; manque totalement de volonté.

Ce second examen montre que le côté droit n'est plus le seul pris ; en dehors de la généralisation des troubles de l'équilibre, les VIe et VIIe paires gauches semblent irritées.

Examen du 10 mai. — Le malade s'est décidé à entrer à l'hôpital au commencement de mai et nous avons pu constater le progrès considérable de l'affection.

Motilité. — Le malade est complètement alité depuis deux mois et cependant il ne présente *aucune paralysie. La force musculaire est encore intacte*, malgré un fort amaigrissement, elle est peut-être un peu diminuée dans les fléchisseurs de la jambe sur la cuisse et les extenseurs du pied à gauche.

Réflexes tendineux. Forts. Extension de l'orteil des deux côtés. (*Signe de Babinski.*)

Les troubles asynergiques semblent s'être accrus. *Couché*, le malade a de la peine à se retourner dans son lit et les mouvements des épaules s'exécutent bien avant ceux du bassin, qui ne se font qu'incomplètement.

Il ne peut s'asseoir seul sur le lit et lorsqu'on l'aide à prendre cette position, il doit se tenir fortement pour la garder.

La tête est agitée de mouvements de latéralité, sorte de *nystagmus céphalique*, elle a tendance à tomber, elle penche en avant, et à droite.

Dès qu'il quitte son appui, le tronc oscille, puis tombe latéralement en avant, au point que la tête touche les genoux, et pourtant le malade a toute sa force dans les muscles du tronc comme on peut s'en assurer en lui commandant de s'opposer aux mouvements qu'on lui imprime.

Lorsqu'on *soulève* le malade et qu'on le soutient debout, il ne s'effondre pas, mais son corps se plie soit en avant, soit latéralement.

Si on demande au malade d'essayer de marcher, on note une asynergie marquée entre le tronc et les jambes : aucune mesure dans les mouvements des jambes, la droite surtout est portée loin en avant, le tronc ne suivant pas et tombant en arrière ou latéralement.

La diadococinésie est presque normale ; un peu de lenteur toutefois à droite.

La recherche de la *catalepsie* montre que ce malade maintient ses jambes sans oscillations assez longtemps : la gauche cependant se fatigue assez rapidement et tombe.

Nerfs craniens. V^e paire. — Sensation subjective d'engourdissement de la moitié droite de la face que le malade croit morte. Mêmes signes d'anesthésie sur la moitié droite du voile, la face interne de la joue droite et la partie droite de la langue. *Anesthésie cornéenne* complète à droite, presque complète à gauche.

VIe paire très parésiée à droite. Légèrement touchée à gauche. Le malade porte bien le globe oculaire à gauche, mais il ne peut maintenir cette position. *Diplopie*. Nystagmus bilatéral dans toutes les directions.

VIIe paire. — *La parésie faciale est toujours très peu marquée*, douteuse même. Le malade résiste toutefois mal aux mouvements d'ouverture des paupières à droite. Spasme orbiculaire double.

VIIIe paire. (Examen de M. Weill.)

1° *Acoustique. Oreille gauche normale. — Oreille droite.* Aucune perception si on annihile l'oreille gauche.

2° *Statique.* — Épreuve de Barany (15°). *Oreille gauche.* — Après deux minutes d'irrigation, le nystagmus spontané ne disparaît pas, il semble seulement que les yeux se fixent à gauche et reviennent à gauche lentement si on provoque un regard à droite ; cette déviation est surtout marquée pour l'*œil gauche. Oreille droite.* — Absolument aucun changement après deux minutes.

Langue. — Moitié droite molle avec bord droit un peu incurvé.

Pharynx. — Hémiparésie des piliers à droire. La luette est déviée à gauche légèrement. Le voile n'est plus soulevé. La paroi postérieure du pharynx est complètement immobile. Impossibilité de provoquer le réflexe pharyngien. Gêne de la déglutition très grande, les liquides reviennent par le nez.

Le larynx paraît normal.

L'examen du fond d'œil (Chenet) montre : 1° placards blancs de *neuro-rétinite* (diabétique peut-être) ; 2° signes de stase. Vaisseaux dilatés. Hémorragies.

Le 5 juin. — Brusquement, les phénomènes s'aggravent, le malade devient aphone, sa voix est éteinte, et quand il fait un effort pour parler, on constate que sa *voix est bitonale.*

Il tombe dans une torpeur qui va en croissant. On ne peut plus

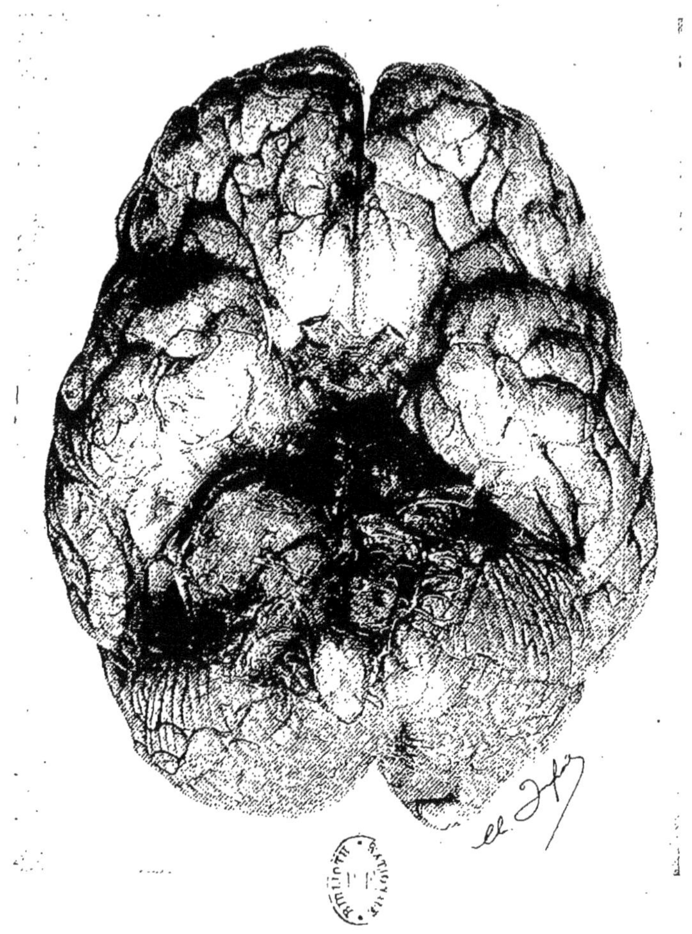

FIG. 7. (Obs. V, cas Toch...). — Tumeur de l'angle ponto-cérébelleux droit.

rien lui faire avaler, à cause des troubles de la déglutition, et il meurt le lendemain matin.

L'autopsie nous a montré qu'il s'agissait bien, comme nous l'avions pensé, d'une tumeur de l'angle ponto-cérébelleux droit, du volume d'un œuf de poule (Pl. VI, fig. 7), qui semblait rattachée par un mince pédicule au conduit auditif interne.

Sa situation est celle des tumeurs de cette région. Elle comprime et écrase la moitié droite du pont et du bulbe. Le pédoncule cérébelleux moyen est *étiré* ainsi que les nerfs de la région, qui ont une longueur anormale. La Ve paire coiffe son pôle supérieur. La VIIe paire est aplatie en une mince feuille à sa face profonde et on la perd vers son bord externe. Quant à la VIIIe paire, aplatie également, elle forme un mince ruban transparent contournant sa face postérieure en spirale.

Les nerfs mixtes sont refoulés en bas ainsi qu'un reste de flocculus.

La consistance en est molle, kystique, et sa paroi rompue laisse voir du sang formant un caillot récent.

Elle est *encapsulée* et facilement énucléable de la loge qu'elle s'est creusée, et nulle part elle ne se confond avec le tissu nerveux.

A la coupe, on constate un aspect très particulier ; elle semble formée uniquement de caillots sanguins de volumes différents, accolés les uns aux autres, et dont la couleur varie du noir au jaune (voir fig. 17). Elle offre par endroits un aspect gélatineux et transparent.

Tous ces caillots sont enfermés dans une sorte de capsule qui est la tumeur proprement dite, elle est elle-même très vascularisée. Elle envoie entre ces caillots des cloisons qui les séparent.

Observation VI.

Lib., femme de 34 ans, entre dans le service du docteur Babinski le 26 octobre 1910 pour des symptômes d'hypertension cérébrale : céphalée, baisse de l'acuité visuelle, œdème de la papille.

On ne trouve rien d'intéressant à signaler de ses *antécédents* familiaux : son père est mort de vieillesse. Ils ont été 12 enfants ; 11 sont morts, dont 10 en bas âge. Elle aurait eu à 18 ans une néphrite aiguë, à 22 ans une fièvre typhoïde, à 29 ans une pneumonie. Mariée deux fois, elle a perdu son premier mari de tuberculose, elle eut de lui deux enfants qui sont bien portants, de son second mari elle a quatre enfants, également bien portants. Elle n'a jamais eu de fausses couches, et chez elle rien ne peut faire penser à la spécificité. A noter que cette femme a toujours été sujette aux migraines.

Il y a deux ans cette malade eut de violentes névralgies dentaires et on dut recourir à l'avulsion de plusieurs dents après anesthésie locale à la cocaïne ; à la suite de cette intervention elle s'aperçut que la moitié droite de sa face était insensible, l'anesthésie était surtout prononcée aux gencives et à la moitié droite de la langue, moins marquée au niveau de la peau. Elle avait une sensation désagréable d'engourdissement et ne pouvait manger du côté droit.

Depuis un an et demi des *vertiges* sont apparus, fréquents, survenant surtout à l'occasion des mouvements ou dans les efforts brusques. Il lui semblait que les objets environnants tournaient. Ces vertiges auraient cessé depuis que cette malade porte des lunettes.

Elle s'aperçoit depuis un an qu'elle devient sourde, surtout de l'oreille droite. Enfin elle a à peu près depuis la même époque des céphalées.

Elles sont apparues au début d'une grossesse. D'abord à l'occasion de la marche, sous forme de battements, de pulsations violentes qui survenaient dès les premiers pas et obligeaient la malade à s'asseoir pour ne pas tomber.

Alors que dans ses grossesses antérieures cette femme n'avait jamais vomi, elle eut, dans toute la durée de cette dernière, des *vomissements fréquents*.

L'affaiblissement de la vue datant de la même époque, augmenta progressivement depuis son accouchement qui remonte à six semaines : elle a de la diplopie.

Examen du 28 octobre.

Les *maux de tête* sont devenus très violents ; ils cessent cependant quand la malade reste étendue sur le dos, mais le moindre mouvement de la tête ou même des yeux les fait réapparaître.

Ces douleurs ont toujours le même caractère pulsatile, ce sont de véritables battements siégeant dans la région occipitale et sur le sommet de la tête et par moments il lui semble que sa tête va se rompre.

Des *bourdonnements d'oreille* excessivement forts se produisent des deux côtés et sont très pénibles ; l'acuité auditive est complètement perdue à droite et fortement diminuée à gauche : perception de la voie haute, 3 mètres au lieu de 6 mètres ; voix chuchotée, 20 centimètres au lieu de 2 mètres.

L'*acuité visuelle* est fortement diminuée, O. D. et O. G. 5/10, et la malade reconnaît avec peine les personnes qui l'environnent, l'examen du fond de l'œil montre une stase papillaire des plus nettes.

En examinant avec soin la *face*, on note une *asymétrie* légère mais le *facial droit est nettement pris*, le sourire met en évidence cette asymétrie ; lorsque la malade dort, la paupière droite laisse un peu à découvert le globe oculaire, la langue n'est pas déviée.

La moitié droite de la face présente des troubles très marqués dans le domaine du trijumeau, mais surtout dans la partie inférieure au voisinage de la commissure labiale et du menton. Grosse hypoesthésie tactile, l'examen de la sensibilité douloureuse donne une hypoesthésie de la moitié droite de la face, et anesthésie de la moitié de la langue et des lèvres, de la face interne de la joue, du voile du palais et des gencives.

Il y a également, pour la sensibilité thermique, une hypoesthésie dans la moitié droite de la face au chaud et au froid.

L'anesthésie cornéenne droite est complète, mais on ne constate pas de troubles trophiques. Au niveau de la moitié droite de la langue, les sensations gustatives, sucrées, amères, salées, ne sont pas perçues.

L'examen des yeux ne révèle pas de troubles paralytiques de la musculature, sauf peut-être un peu de parésie du droit externe droit, mais elle est douteuse. On note seulement que le globe oculaire ne peut rester en position latérale externe. Il existe du nystagmus spontané qui, lorsque les yeux sont dirigés en avant, se fait vers la gauche. Du reste, il se produit dans toutes les directions, mais il prédomine à gauche.

Un examen des oreilles vérifie la surdité complète du VIIIe nerf droit et l'atteinte du gauche : l'épreuve de Barány par irrigation à 18° donne pour l'oreille droite au bout d'une minute, aucune réaction, pas de vertige ; pour l'oreille gauche, au bout de 30 secondes apparaît un nystagmus droit dans la position directe du regard qui dure environ 2 secondes et demie, après quoi réapparaît le nystagmus spontané gauche. Vertige voltaïque normal.

Les nouvelles épreuves de Barany qui consistent à faire rechercher avec un doigt un point dans l'espace après giration, ne montrent rien d'anormal chez cette malade, car elle fait des erreurs des deux côtés.

L'examen des autres nerfs craniens ne décèle aucun trouble, toutefois l'ammoniaque et l'acide acétique ne sont pas perçus par la narine droite, mais la malade est atteinte de coryza.

La *démarche* est un peu incertaine, hésitante, mais sans caractères spéciaux, et ces troubles peuvent être mis sur le compte de la baisse de la vision, pas de chute plus d'un côté que de l'autre.

Elle peut se tenir debout les yeux fermés, pas de Romberg, toutefois légères oscillations portant plutôt le corps en arrière. La station sur une seule jambe est impossible mais aussi bien pour un côté que pour l'autre.

La force musculaire est bonne dans tous les segments des membres supérieurs et inférieurs et il n'y a pas d'hémiparésie, pas de mouvements associés, pas de flexion combinée de la cuisse et du tronc.

L'exécution des mouvements se fait presque normalement, et on ne trouve *pas d'asynergie* dans les épreuves habituelles.

Lorsque la malade est couchée et qu'on lui fait maintenir en l'air les jambes mi-fléchies, on ne constate pas d'oscillations latérales :

la jambe gauche est maintenue avec une grande immobilité. La droite est rapidement le siège de *tremblement* à grandes oscillations de flexion et extension de la jambe sur la cuisse.

Les différents mouvements ne paraissent donc pas décomposés, mais il semble y avoir un *manque de mesure* dans certains d'entre eux : le talon droit porté sur le genou gauche, dépasse le but et ne parvient pas d'emblée à se fixer sur la rotule, il ne semble pas y avoir de mouvements démesurés au membre supérieur.

Pas de troubles de la diadococinésie.

L'écriture est impossible, mais surtout par suite des troubles visuels.

Les *réflexes tendineux* sont normaux aux membres supérieurs ; aux membres inférieurs, les réflexes rotuliens sont forts mais sans asymétrie ; pas de clonus de la rotule ; à gauche trépidation spinale douteuse, elle apparaît dès que la malade se raidit tant soit peu et elle est prolongée ; les réflexes achilléens sont normaux.

Le réflexe plantaire est normal, pas d'extension des orteils, la plante droite est particulièrement sensible aux excitations, le réflexe de Mendel Bechterev manque.

Aucun trouble de la sensibilité générale.

Les sphincters sont intacts.

La malade ne présente pas de phénomènes délirants.

Les pupilles réagissent normalement.

Le 28 octobre, ponction lombaire, liquide légèrement jaunâtre qui se coagule très rapidement, mais partiellement, pas de lymphocytose.

A la suite de cette ponction lombaire, il y a une amélioration notable de la vue pendant cinq jours, la malade distinguait bien les objets éloignés, la diplopie avait disparue.

Aucune modification de la céphalée et des bourdonnements : il semble même que ces phénomènes soient plus intenses.

Une série de frictions mercurielles est instituée sans résultats.

Le 3 novembre la vue s'affaiblit de nouveau et la diplopie réapparaît.

Le 10 novembre, nouvelle ponction lombaire, le liquide est clair, pas de culot à la centrifugation immédiate, pas de lymphocytose. La malade sort le surlendemain désirant rentrer chez elle.

Chez cette malade on avait incontestablement un syndrome d'hypertension cérébrale : céphalée, vomissements, œdème de la papille et des signes de localisation, irritation des Ve, VIe, VIIe et VIIIe nerfs craniens droits qui font penser à une compression de la base, vraisemblablement de la région de l'angle ponto-cérébelleux. La seule chose un peu anormale est le peu d'intensité des troubles cérébelleux et d'irritation pyramidale.

Cette malade a préféré retourner chez elle, quand on lui a parlé de la nécessité d'une opération.

Elle rentre à l'hôpital au mois de février, souffrant de plus en plus de la tête et devenue presque complètement sourde : il faut crier dans l'oreille gauche pour se faire entendre. Par contre l'acuité visuelle est restée sensiblement la même, l'œdème de la papille persiste. L'état est sensiblement le même, toutefois on note une *extension de l'orteil bilatérale*, de plus, la malade se plaint de très vives douleurs à type névralgique dans les membres inférieurs et on constate une *sciatique* double surtout marquée à droite.

Une opération décompressive est décidée et est pratiquée par le docteur de Martel à la Salpêtrière dans le service du professeur Segond. Craniectomie dans la région occipitale : on fait un volet pour découvrir les deux lobes cérébelleux. Opération pratiquée avec prudence et lenteur : pour adoucir le choc et la brusquerie de la décompression, l'occipital est enlevé par fragments avec la pince de Horsley. On est obligé d'interrompre l'opération ; le pouls devenant incomptable malgré le sérum chaud intra-veineux et les injections sous-cutanées.

Le soir la malade avait 41°, pas de sang dans le pansement, la température tombe le lendemain matin mais pour remonter le soir. Elle meurt au bout de quarante-huit heures, sans avoir vraiment repris connaissance.

A *l'autopsie* on trouve une volumineuse tumeur de l'angle ponto-cérébelleux droit, de consistance assez molle et peu distincte du tissu cérébral environnant (voir Pl. VII). Pour bien examiner les rap-

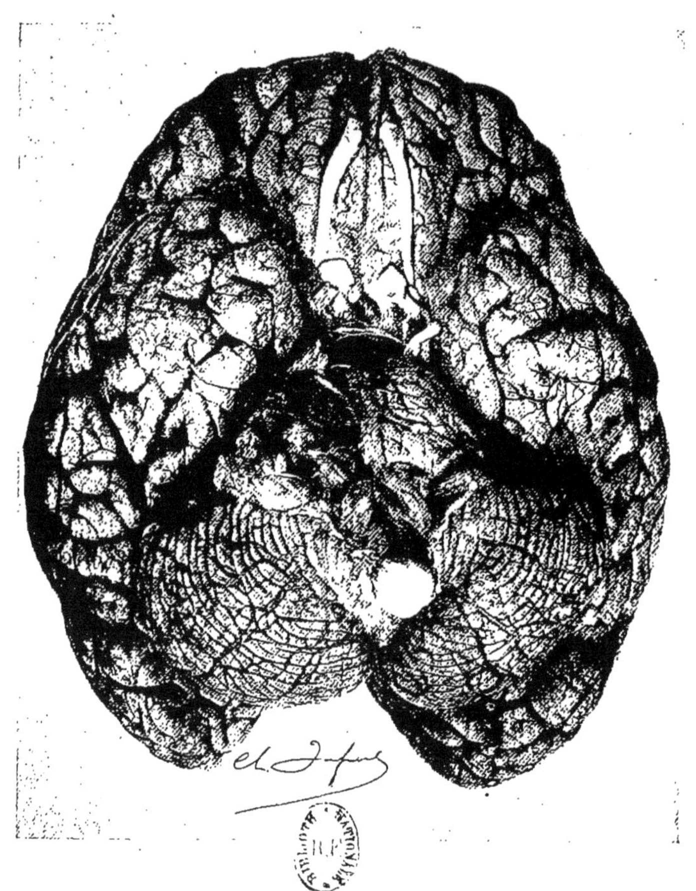

Fig. 8. (Obs. VI, cas Lib...). — Tumeur de l'angle ponto-cérébelleux droit.

ports de la tumeur avec le conduit auditif interne, les hémisphères sont séparés du pont par une coupe passant par sa partie supérieure. On constate une asymétrie énorme des deux moitiés de la protubérance ; du côté de la tumeur elle est presque doublée de volume ; elle a un aspect blanc brillant dû à de l'œdème qui empêche de distinguer les faisceaux verticaux des faisceaux horizontaux.

La tumeur est comme les autres très facile à détacher du tissu cérébral ; mais elle adhère à la face interne du rocher au-dessus du trou auditif interne. Pour la retirer on sectionne un pédicule qui entre dans ce trou avec les VIIe et VIIIe nerfs craniens. Une section à la scie du rocher montre que le conduit est très dilaté et rempli par une masse uniforme et molle allant jusqu'au limaçon. A la partie supérieure du rocher on voit en plusieurs points la tumeur venir affleurer, après avoir usé la paroi osseuse (voir fig. 13 et 14).

Observation VII.

Dub., femme âgée de 32 ans, vient à la consultation du docteur Babinski pour des maux de tête violents et des troubles de la marche consistant en manque d'équilibre.

Cette malade a toujours été bien portante jusqu'au mois d'avril 1910, époque à laquelle elle aurait eu des douleurs dans l'oreille droite ; on porta à ce moment le diagnostic d'otite suppurée ; elle fut même opérée le 29 avril d'une mastoïdite.

C'est à cette date qu'elle fait remonter le début des troubles dont elle se plaint.

Examen du 1er février 1911.

La *céphalée* est violente et continue ; elle éprouve une sensation pénible de battements, surtout au sommet de la tête et dans la région de la nuque. Ces douleurs augmentent au moindre mouvement, revêtant à certains moments le caractère de crises ; elles s'accompagnent alors de vertiges : une fois ou deux seulement elle aurait eu des vomissements ne présentant du reste aucun caractère spécial.

Les *troubles de l'équilibre* dont se plaint cette femme ne semblent pas dus à un état parétique des membres ; la force musculaire est en effet conservée intacte dans toutes les parties du corps, et tous les mouvements élémentaires des différents segments peuvent être exécutés avec facilité ; il y aurait toutefois un peu de maladresse dans les doigts.

Si la force musculaire est intacte, les mouvements sont cependant un peu troublés aux membres inférieurs, et on constate un manque de mesure léger mais net en particulier lorsque la malade couchée porte le talon sur le genou du côté opposé ; mais il ne semble pas y avoir de différence d'un côté à l'autre.

L'équilibre statique est bon et n'est pas troublé par l'occlusion des yeux. On ne constate pas de troubles de la diadococinésie. Il existe du tremblement dans les membres inférieurs. La démarche est incertaine, hésitante ; la malade craint de marcher sans appui et ne peut se déplacer dans la salle qu'en s'appuyant aux lits : elle titube et marche les jambes écartées. Elle ne semble pas entraînée plus d'un côté que de l'autre.

Les *réflexes tendineux* des membres supérieurs et inférieurs sont forts, surtout les réflexes rotuliens, mais il n'y a pas de trépidation spinale.

Le réflexe plantaire se fait en flexion à gauche, et en extension à droite. Les autres réflexes cutanés sont normaux.

La sensibilité ne paraît pas troublée.

Depuis le début de ces troubles, cette malade s'est aperçue qu'elle voyait double et l'examen de la musculature des yeux révèle de la *parésie du droit externe*. De plus on note une différence des globes oculaires ; le droit est moins saillant que le gauche, la fente palpébrale est moins large.

Dans toutes les directions, le déplacement du globe oculaire s'accompagne de *nystagmus*. Le nystagmus est surtout marqué quand le regard est porté à gauche. L'examen du fond de l'œil montre une *stase papillaire* des plus nettes et plus accentuée à droite ; toutefois elle ne s'accompagne pas de baisse notable de l'acuité visuelle. Il y a une légère inégalité pupillaire, la droite est plus petite que la gauche ; mais les réactions à la lumière et à la distance sont normales.

En pratiquant un examen des nerfs craniens on constate dans le territoire du *trijumeau droit*, au niveau de sa branche inférieure, une légère hypoesthésie au chaud et au froid, la malade éprouve dans cette même région un engourdissement de la face. La sensibilité cornéenne est émoussée, mais des deux côtés en même temps.

Il semble y avoir une légère *parésie faciale* droite : il y a un peu d'asymétrie buccale.

L'examen de l'oreille pratiqué par le docteur Weil montre à l'oreille gauche par examen au spéculum des débris des osselets et un vestige du tympan. L'audition de ce côté est fortement diminuée et la surdité est, on peut dire, totale.

Le Weber est latéralisé à gauche.

L'appareil labyrinthique est également touché : le réflexe calorique de Barany a été recherché chez la malade, et on constate par irrigation à 20° :

O. droit au bout de 35 secondes = nystagmus.

O. gauche au bout de 2 minutes = rien.

En irriguant l'oreille droite on arrête d'abord le nystagmus à droite et on provoque le nystagmus gauche en position directe.

Le vertige voltaïque est également troublé : lorsque, le pôle P est à gauche, la tête incline à gauche (avec 4 à 5 milliampères), lorsque le pôle P est à droite, la tête incline surtout en arrière et un peu à droite.

Les nerfs mixtes sont intacts.

Pas de troubles des sphincters.

Le 16 *février*, on constate des deux côtés l'extension du gros orteil, mais elle est plus marquée à droite,

Le réflexe abdominal inférieur est aboli, l'abdominal supérieur existe des deux côtés.

Une ponction lombaire est pratiquée : elle est suivie de maux de tête violents. On ne constate pas d'éléments dans le liquide : la réaction de Wassermann est négative.

Cette ponction n'amène aucune amélioration de la vision ; elle semble même avoir augmenté la céphalée et les vertiges.

Le traitement mercuriel institué dès l'entrée de la malade n'eut aucune action sur la stase papillaire.

On se trouvait donc en droit de penser à une tumeur du cerveau, étant donnés les signes d'hypertension cérébrale : céphalée, vomissements, stase papillaire, joints aux résultats négatifs de la ponction lombaire et du traitement mercuriel. On devait penser à une localisation à la base, par suite des troubles d'irritation des voies pyramidales, des phénomènes cérébelleux et des signes d'atteinte des nerfs craniens.

Toutefois si on pouvait songer à une localisation à l'angle ponto-cérébelleux, il était difficile de dire de quel côté elle portait.

Il y avait de la surdité à gauche; mais aucun des autres nerfs du même côté ne semblait atteint sauf dans les deux derniers jours où de la *parésie faciale* nette apparut à gauche.

Par contre, on constatait des troubles dans le territoire des Ve, VIe et VIIe nerfs droits.

On décida alors l'intervention chirurgicale.

Elle fut faite à la Salpêtrière dans le service du professeur Segond par le docteur de Martel. Opération décompressive sans ouverture de la dure-mère : volet occipital découvrant les deux hémisphères cérébelleux. Au moment où l'opération qui s'était très bien passée était terminée, le pansement fait, brusquement le pouls faiblit au point de devenir incomptable et, malgré tous les moyens employés, la malade ne reprit pas connaissance et mourut une demi-heure après.

L'*autopsie*, pratiquée le lendemain matin, ne montra aucune trace d'hémorragie.

Le cerveau était œdématié et énorme, et on constata la présence d'une volumineuse tumeur de l'angle ponto-cérébelleux gauche, déprimant fortement la protubérance, le bulbe et le cervelet, tout le mésencéphale était le siège d'un œdème considérable (Pl. VIII, fig. 9.)

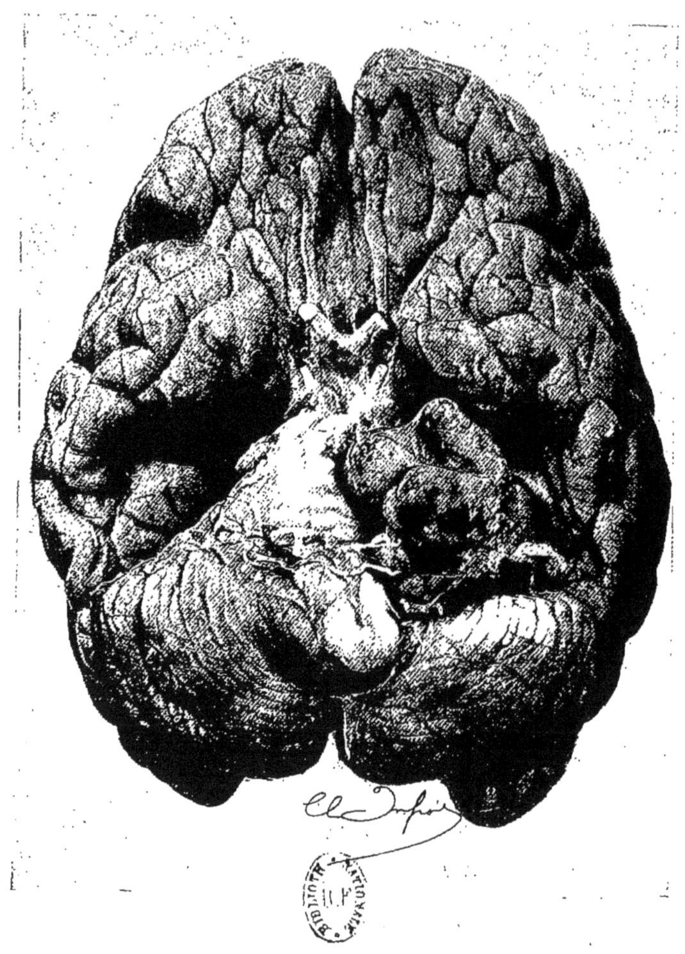

FIG. 9. (Obs. VII, cas Dub...). — Tumeur de l'angle ponto-cérébelleux gauche.

G. STEINHEIL, Éditeur.

Observation VIII.

(Malade du service de M. le docteur LENOIR.)

Ley., âgée de 28 ans, entre à l'hôpital Saint-Antoine le 16 septembre 1909, salle Andral, envoyée par le docteur Kalt des Quinze-Vingts pour des signes d'hypertension cérébrale.

Début de la maladie. — Il remonterait à seize mois ; au début, elle aurait eu, durant trois mois, de la bronchite, puis une pleurésie accompagnée d'amaigrissement assez marqué.

Au mois de juillet 1908, elle entra à l'hôpital de Noyon pour de la toux avec fièvre et expectoration. C'est durant son séjour à l'hôpital que se manifestèrent les premiers troubles. Sa vision commença à baisser. De plus, par intermittence, se montrait une céphalée peu intense, frontale et occipitale; à ce moment, elle aurait eu également, d'une façon transitoire, du tremblement des membres supérieurs.

La malade, considérée comme bacillaire, est mise à un traitement approprié.

Au mois d'août, cette femme rentre chez elle et s'occupe de nouveau de son intérieur, mais elle ne peut ni coudre, ni laver par suite des troubles de la vision.

A la fin de ce mois, elle va à l'hôpital de Quinze-Vingts, où le docteur Kalt constate alors les symptômes suivants :

Stase papillaire considérable;

Acuité visuelle diminuée à droite;

Examen du liquide céphalo-rachidien : pas d'hypertension, pas de lymphocytose, quelques cellules épithéliales.

Examen du 16 *septembre* 1909. — L'aspect général de la malade est celui d'une femme amaigrie. Le facies est immobile, d'une expression indifférente; les globes oculaires sont saillants, surtout à droite.

Symptômes de compression intra-cranienne. — La *céphalée* est surtout violente quand la malade est couchée, elle diminue lorsqu'elle est assise. Elle s'accompagne de bourdonnements d'oreille (l'examen de cet organe n'a pas été pratiqué).

De temps à autre, Ley., est prise de *vertige* léger et elle a la sensation que les objets tournent autour d'elle.

Elle n'a pas de *vomissements.*

L'examen du fond de l'œil fait par le docteur Dupuy-Dutemps montre une névrite optique bilatérale, presque arrivée au stade atrophique à droite. L'œil droit est complètement aveugle, l'œil gauche a une acuité de un dixième avec champ visuel légèrement rétréci. Crises d'obnubilation passagères de la vue comme on en observe dans la névrite œdémateuse, nystagmus dans les positions latérales des yeux, pupilles larges, la gauche réagit normalement.

Symptômes de localisation. — La malade présente un *syndrome cérébelleux net* ;

La démarche est pénible, titubante, ébrieuse ; elle marche les jambes écartées et éprouve le besoin de se rattraper aux objets qui l'entourent, sinon elle tombe sans que sa chute se fasse plutôt dans une direction que dans une autre.

La station prolongée est impossible.

Les mouvements sont démesurés du côté droit. Si on lui commande de porter l'index de la main droite sur le nez on voit, après quelques hésitations, le doigt dépasser le but et venir frapper la joue. Du côté gauche, les mouvements, quoique incertains, sont presque normaux.

On note de *l'asynergie* quand la malade, couchée sur le dos, essaye de s'asseoir, les bras restant croisés sur la poitrine, on constate que les membres inférieurs se soulèvent au-dessus du plan du lit.

Lorsqu'elle est assise et qu'on lui commande de toucher avec le pied un point situé à 60 centimètres plus haut, on constate de la maladresse et elle n'atteint le but qu'après avoir décomposé en plusieurs temps le mouvement nécessaire.

Il existe des troubles nets de la *diadococinésie.*

On constate de la *catalepsie cérébelleuse*, la malade conserve, avec immobilité prolongée, ses jambes en l'air en les maintenant écartées.

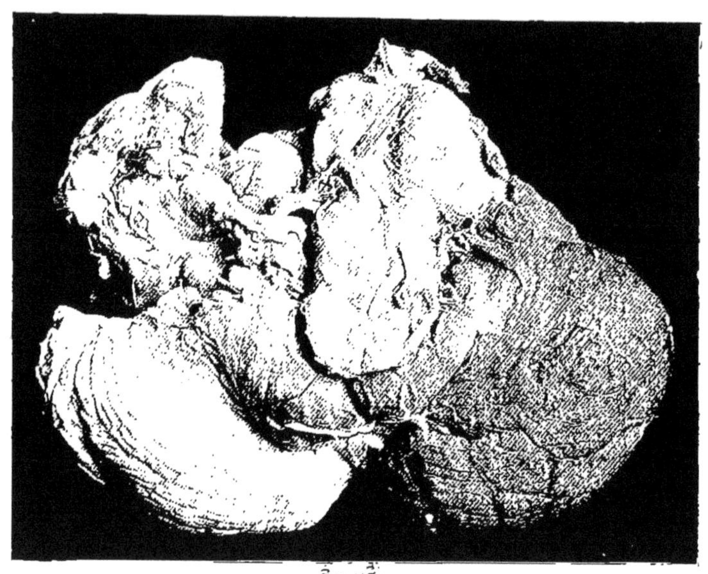

Fig. 10. (Obs. VIII, cas Ley...). — Tumeur de l'angle ponto-cérébelleux droit.

Enfin, on note une certaine *hypotonie* et la malade éprouve une sensation de faiblesse prononcée.

Les *réflexes* tendineux semblent normaux. Il n'y a pas de trépidation épileptoïde, pas de signe de Babinski.

La *motilité*, en dehors de la faiblesse déjà signalée, est intacte. La sensibilité des membres est normale.

L'*examen de la face* ne montre pas de paralysie faciale, mais la voix est nasonnée et la malade présente des troubles de la déglutition. Lorsqu'elle vomit. les liquides refluent par le nez. Il y a une paralysie du voile du palais, et on note également l'abolition du réflexe pharyngé.

L'examen du poumon montre des lésions de la base droite et elle a une expectoration muco-purulente abondante. Le cœur est normal, le pouls est à 100, la pression artérielle est de 11.

Température normale.

La malade a de la peine à uriner et elle doit pousser, elle ne perd pas ses urines. Ni sucre, ni albumine.

Jusqu'au mois de mai 1910, l'état reste stationnaire et la malade se plaint surtout de troubles pulmonaires. L'état général reste bon.

A ce moment, elle est complètement aveugle et la céphalée qui avait diminué réapparaît surtout occipitale, elle vomit avec la plus grande facilité.

Les symptômes sont ceux déjà décrits, toutefois elle est *très sourde* et sa *face est un peu déviée.*

En résumé : syndrome d'hypertension cranienne, syndrome cérébelleux surtout marqué à droite, surdité, asymétrie faciale, paralysie du voile.

Le 26 septembre, la malade meurt brusquement dans la nuit et à l'autopsie on trouve une volumineuse tumeur de l'angle ponto-cérébelleux droit.

Observations sans vérification anatomique.

Observation IX.

Dem., 49 ans. est venu à la consultation du docteur Babinski, le 31 mai 1907, pour des maux de tête violents avec vertiges et troubles de la marche.

Cet homme, qui était couvreur, aurait vu ces accidents se développer à la suite d'une chute qu'il aurait faite d'une hauteur de 2 à 3 mètres ; il ne s'est pas rendu compte si c'est un vertige qui lui a fait perdre l'équilibre, il croit plutôt qu'il avait mal pris son élan en sautant.

A partir de ce moment il dut renoncer à son métier à cause des vertiges.

Interrogé, il raconte que déjà, depuis 1901, il était sujet à de violents maux de tête. L'accident remonterait à 1904.

C'est de cette époque que semblent dater les premiers troubles de la vue, qui baissa progressivement ; en novembre 1906 apparaissent de la diplopie, puis de la faiblesse dans les membres inférieurs.

Lorsqu'il vint à la consultation, il présentait des troubles de la marche qui était hésitante, il ne pouvait avancer que les jambes écartées en festonnant et se sentait constamment attiré vers la gauche, il peut se tenir sur la jambe droite, mais pas sur la gauche.

Les réflexes tendineux sont normaux, toutefois on note du clonus du pied gauche et le signe de l'éventail de ce côté par excitation du bord externe.

Il a de la stase papillaire bilatérale, plus marquée à gauche. Acuité visuelle, œil droit 7/10, œil gauche 4/10.

On constate du nystagmus spontané à petites oscillations, une paralysie du VIe nerf gauche, de l'inégalité pupillaire, la pupille gauche est plus petite que la droite.

Surdité gauche.

La céphalée est intense et le malade présente des troubles mentaux avec excitation violente.

L'acuité visuelle baissant rapidement surtout au niveau de l'œil gauche (nombreuses hémorragies autour de la papille qui a presque disparu sous un œdème gris rosé), on décide une craniectomie décompressive, qui est faite le 5 juillet par le docteur Gosset (volet découvrant la partie postérieure gauche du cervelet).

Le 12 juillet, un examen du fond de l'œil montre que la stase papillaire a diminué au niveau de l'œil droit, l'œil gauche est resté sensiblement dans le même état. Le 19 juillet peu d'amélioration. On décide le second temps qui est pratiqué également par le docteur Gosset qui ne constate rien d'anormal, si ce n'est une grosse hypertension ; hernie du cervelet consécutive.

La cicatrisation se fait bien. Après l'opération la céphalée, les vertiges, la latéropulsion gauche, les troubles mentaux ont disparu. Le malade conserve une démarche hésitante, des troubles cérébelleux du côté gauche.

Mouvements démesurés au niveau de la jambe gauche et du bras, adiadococinésie.

L'œdème a disparu au niveau des deux papilles qui sont en voie d'atrophie ; il n'y a plus d'hémorragies ; acuité visuelle : œil gauche 5/10, œil droit 7/10.

Nous avons eu l'occasion de revoir le malade à plusieurs reprises depuis le mois de mai 1910 et avons refait de lui un examen complet.

Examen du 22 *novembre* 1910.

La force musculaire aux membres supérieurs et inférieurs des deux côtés est absolument intacte, il s'agit d'un individu particulièrement vigoureux ; il est ambidextre.

Contrastant avec cette force intacte, on constate un *manque d'équilibre* dont le malade s'aperçoit lui-même, particulièrement lorsqu'il est assis.

S'il incline son corps, il sent qu'il est entraîné du même côté, toutefois ceci est surtout net pour le côté gauche.

Debout, le malade se tient les jambes écartées ; à mesure qu'il se fatigue, on note l'écartement progressif des pieds, 32 centimètres.

Si on lui fait joindre les talons, il n'est plus en équilibre et on constate des oscillations latérales et antéro-postérieures, on note l'effort constant du malade pour maintenir son équilibre et à mesure que l'épreuve se prolonge, les phénomènes s'accentuent.

Si l'on fait fermer les yeux au malade, il ne bouge pas quand ses jambes sont écartées, mais si elles sont réunies, on voit augmenter les oscillations.

Le malade ne peut se tenir sur une jambe, toutefois on voit qu'il reste plus longtemps sur la jambe droite que sur la gauche.

Pas de latéro, anté ou rétropulsion ; du reste, le malade se surveille beaucoup et fait des efforts pour garder son équilibre.

La *démarche* est incertaine.

On note en outre des *mouvements démesurés* de la jambe gauche, qui est portée plus loin et plus brusquement en avant que la droite, en même temps la flexion de la cuisse sur le bassin est plus prononcée que du côté opposé et quand le pied est reposé à terre, il frappe violemment le sol avec le talon.

Les mouvements démesurés sont encore mis en évidence quand on fait porter le talon sur le genou du côté opposé, ou quand on fait retourner brusquement la main, le *mouvement dépasse le but.*

La recherche de *l'asynergie* montre qu'elle manque chez ce malade, pas de flexion combinée de la cuisse et du tronc.

La *diadococinésie* est légèrement touchée *à gauche* mais d'une façon nette : mouvements successifs de pronation et supination, flexion de l'avant-bras sur le bras, des doigts de la main, etc.

Lorsque le malade porte l'index sur le bout du nez, on constate dans l'exécution de ce mouvement à gauche, de la lenteur, de l'incertitude, des oscillations, et quand le doigt atteint le nez, il est quelques instants à osciller avant de s'arrêter ; mais l'orientation vers le but est conservée ; l'écriture, qui était excellente des deux mains, est tremblée surtout à gauche.

Le réflexe rotulien est vif des deux côtés, mais plus brusque du côté gauche ; l'achilléen est plus fort du côté gauche et la percussion du tendon provoque la trépidation; épilepsie spinale gauche.

Réflexes plantaires en flexion, cependant à gauche signe de l'éventail.

Aux membres supérieurs les réflexes tendineux sont forts mais égaux.

La face ne présente pas d'asymétrie quand le malade ferme les yeux et siffle, mais quand il parle, la bouche est attirée à droite et le pli naso-labial droit est plus marqué.

Surdité gauche.

Le VIe nerf gauche est nettement parésié.

Nystagmus surtout quand le malade porte les yeux à droite.

On ne note pas de troubles de la sensibilité de la face, toutefois la piqûre semble mieux perçue sur la moitié droite de la langue, le réflexe cornéen gauche existe mais est un peu paresseux.

Pas de troubles de la déglutition.

Le fond de l'œil reste le même et l'acuité visuelle ne baisse plus, il n'existe plus de stase.

En somme l'état de ce malade depuis trois ans ne bouge plus et l'opération semble avoir amené un réel bénéfice.

Il présente une hernie cérébelleuse au niveau de la partie gauche de la nuque très visible.

Observation X.

Via., femme de 51 ans, envoyée à la consultation du docteur Babinski par le docteur Valude pour stase papillaire par hypertension intracranienne et spasme du facial.

Nous n'avons malheureusement pu suivre cette malade et prendre son observation détaillée, toutefois les notes que nous avons assemblées sur elle font penser à une localisation à l'angle ponto-cérébelleux gauche.

Céphalée continue, surtout dans les régions occipitale et pariétale droites semblant plutôt augmenter.

Vertiges, sans caractères bien nets ; la malade se sent étourdie quand elle se lève et veut marcher.

Surdité de l'oreille gauche qui, par un premier examen, semble complètement prise; l'oreille droite semble légèrement atteinte.

La VIe paire du côté gauche est touchée ; les mouvements de latéralité des globes oculaires vers la gauche sont limités et ils tiennent mal.

Enfin on note un symptôme des plus intéressants, ce sont des secousses, des *spasmes du facial droit,* siégeant dans ses deux branches supérieure et inférieure, spasmes composés de secousses cloniques à succession rapide, survenant presque tous les quarts d'heure et durant de quelques secondes à une minute.

Le fond d'œil révélait une grosse stase papillaire bilatérale mais de date récente, l'acuité visuelle semblait peu touchée.

Nous n'avons pu suivre cette malade qui a été effrayée par la perspective d'une opération.

Observation XI.

Pig., âgée de 18 ans, vient à la consultation du docteur Babinski pour des signes d'hypertension cérébrale avec phénomènes cérébelleux.

Ces accidents semblent avoir débuté en septembre 1909 par des céphalées violentes dans la région occipitale.

En l'interrogeant, on apprend qu'au mois de mars de la même année elle aurait eu déjà des maux de tête mais sans localisation précise et avec un état de malaise général et des douleurs thoraciques.

Ces douleurs étaient sans caractères bien nets et le médecin qui la vit à ce moment porta le diagnostic de grippe. Ce malaise ne dura du reste que quelques jours.

Elle n'avait fait aucune maladie grave auparavant. Elle avait eu la rougeole à 10 ans, réglée à 15 ans elle le fut irrégulièrement jusqu'à 17 ans. On ne retrouve rien dans ses antécédents, ses père et mère sont vivants et bien portants.

C'est donc en septembre 1909 qu'apparut la *céphalée :*

D'abord peu marquée, survenant surtout la nuit, elle siégeait dans les régions occipitale et temporale gauches.

Ces douleurs étaient continues, présentant par instants des paroxysmes.

A cette époque son entourage remarque que *ses yeux étaient plus gros* et qu'elle marchait mal, elle ne pouvait aller droit, titubait et semblait vouloir tomber. Ces troubles de la marche continuèrent avec la même intensité ; au mois de novembre elle remarqua que sa vue commençait à baisser, et cette diminution de l'acuité visuelle se fit d'une façon assez rapide, elle se plaignait en même temps de picotements dans les yeux et de larmoiement.

Sa parole à ce moment se modifia également ; elle n'était plus aussi nette, aussi bien articulée qu'autrefois et semblait un peu scandée.

La céphalée continuait mais avec une intensité très variable : tantôt simple pesanteur douloureuse, tantôt au contraire, douleurs excessivement intenses.

La titubation semblait s'atténuer, mais l'incertitude de la marche restait nette. Quant à la vision, elle baissait progressivement.

Examen du 5 mai 1910.

Malade ne présentant aucun amaigrissement.

Mais on est de suite frappé par son *exophtalmie* qui est très marquée et la fixité de son regard qui tient surtout à la cécité qui est presque complète, la malade ne peut marcher sans qu'on la guide, et probablement une partie de l'hésitation de sa marche doit être mise sur le compte de cette cécité.

Le cou semble un peu saillant, mais on ne perçoit pas de corps thyroïde augmenté de volume ; les battements du cœur sont réguliers et calmes, le pouls est à 92°. Il semble donc qu'il ne s'agisse pas de goitre exophtalmique bien que la malade ait, comme nous allons le voir, du tremblement.

On constate ce *tremblement* dans les membres supérieurs et inférieurs, mais il présente une intensité beaucoup plus grande dans les membres gauches, surtout à la main.

La *force musculaire* semble intacte, et la malade résiste bien aux mouvements qu'on lui imprime, toutefois elle est maladroite de sa main gauche et laisse parfois échapper les objets qu'elle tient.

La *sensibilité* semble un peu troublée, mais ce sont des signes sans caractères bien nets. La sensibilité douloureuse serait moins bien perçue, au membre inférieur gauche, et au membre supérieur droit. Nous ne croyons pas devoir tenir compte de troubles aussi peu nets.

Les *réflexes* tendineux sont normaux aux membres supérieurs et inférieurs, le réflexe plantaire se fait en flexion des deux côtés.

A la palpation du crâne on ne trouve aucun point douloureux. Tous les organes semblent normaux ; la céphalée présente les mêmes irrégularités ; après une période d'accalmie assez longue, elle est devenue plus intense, siégeant toujours dans la région occipitale gauche.

On note une *surdité gauche* très accentuée.

Examen du 1er juin 1910.

Les symptômes généraux n'ont pas varié. On note en outre de la surdité gauche, de l'*asymétrie faciale* : la paupière gauche semble se fermer moins bien que la droite ; quand la malade ouvre la bouche pas de signe du peaucier ; déviation de la langue dont la pointe est dirigée à droite ; quand la malade sourit, le côté droit se contracte plus que le gauche, donc *parésie faciale gauche nette.*

A l'ouverture de la bouche, on constate que *le voile du palais est abaissé dans sa moitié gauche*, quand on le fait contracter il est attiré en haut et à droite. La malade avale du reste de travers et les liquides remontent par le nez, sa voix est nasonée.

Le *moteur oculaire externe* du côté gauche est fortement parésié et lorsqu'on fait porter le regard de ce côté, le globe oculaire correspondant revient de suite vers la ligne médiane, le moteur oculaire externe du côté droit est également affaibli.

Il faut tenir compte de ce que ces mouvements peuvent être entravés par l'exophtalmie.

Il existe du *nystagmus* des deux côtés ; très nets dans ces mouvements de latéralité. Les autres muscles de l'œil sont normaux.

Les pupilles égales, un peu larges, réagissent à la lumière. L'examen du fond d'œil montre une *névrite optique à la période d'atrophie*, cécité presque complète.

La *force musculaire* est conservée dans tous les segments des membres, *pas de parésie*, mais on note des troubles de cette motilité en particulier les mouvements successifs se font mal, et il y a de l'adiadococinésie gauche.

Les *réflexes tendineux* sont, d'une façon générale, forts, surtout les patellaires, mais il n'y a pas de différence d'un côté à l'autre. On trouve de la trépidation épileptoïde, très facilement à la jambe gauche ; elle survient également à la jambe droite quand elle est un peu raidie ; les réflexes achilléens se font également avec force et la percussion du tendon s'accompagne de trépidation épileptoïde.

Les *réflexes cutanés* abdominaux sont normaux ; le *réflexe plantaire* est normal à droite ; à gauche, l'excitation du bord externe du pied détermine parfois de l'extension du gros orteil et toujours l'extension des petits avec éventail.

Devant ces symptômes nets de tumeur cérébrale avec céphalée violente et troubles papillaires, on décide une décompression dans la région occipitale, qui est faite par le docteur de Martel.

Un volet osseux découvrant la face postérieure du cervelet est enlevé, et on constate une très grosse tension sous dure-mérienne.

Le lendemain de l'opération on note comme symptômes nouveaux de l'extension de l'orteil des deux côtés, également des deux côtés, on provoque facilement la trépidation.

L'opération a été très bien supportée par la malade. Les jours suivants, de la parésie gauche apparaît et va en augmentant, très rapidement elle devient extrêmement prononcée. La céphalée a disparu, et la malade se sent mieux ; elle éprouve toutefois encore de la lourdeur rétro-oculaire. La vue ne semble pas avoir fait aucun progrès et même la malade dit ne plus distinguer les taches blanches que font les lits dans la salle.

Un second examen des yeux pratiqué le 19 juin 1910 par le docteur Chaillous montre des papilles atrophiées comme cela se voit après la stase.

Il n'y a plus d'œdème proprement dit : en résumé, pas de symptômes d'hypertension décelables au niveau des papilles.

La décompression sans ouverture de la dure-mère semble donc avoir agi d'une façon efficace sur l'hypertension comme le prouvent cet examen et la disparition des céphalées.

La malade depuis le 18 juin se lève et commence à marcher.

Examen du 27 juillet.

Les céphalées ont disparu, la malade est revenue dans le service du docteur Babinski ; elle va et vient dans la salle. Mais, sa vision ne s'est pas améliorée, ce qui n'a rien d'étonnant, car les papilles sont blanches et les vaisseaux atrophiés. Strabisme interne de l'œil gauche ; le nystagmus existe toujours des deux côtés ; la parésie faciale gauche est nette.

On note toujours de la surdité gauche, et le Weber est latéralisé à droite ; droite : 27 ; gauche : 17.

Il semble y avoir dans le domaine du Ve nerf des troubles d'irritation ; névralgies douloureuses dans les dents de ce côté, hyperesthésie moitié gauche de la langue, points d'émergences douloureux.

La parésie constatée dans les membres gauches a diminuée, l'adiadococinésie à gauche est très accentuée.

Les réflexes sont toujours forts, le patellaire droit est plus sec que le gauche, on ne retrouve pas la trépidation épileptoïde.

Le réflexe plantaire montre : à gauche, extension légère du gros orteil qui est même douteuse, mais extension des trois orteils suivants et abduction du dernier ; à droite, extension nette du gros orteil.

La malade quitte le service pour retourner chez elle à la campagne ; elle devait revenir nous voir si cela allait plus mal, mais nous n'avons jamais eu de ses nouvelles.

Observation XII.

Merc., femme de 57 ans, épicière, vient consulter pour des troubles de la marche, un affaiblissement de la vue et des troubles mentaux.

Antécédents. — Cette malade a été en somme toujours bien portante, réglée à 18 ans, elle a atteint la ménopause à 45 ans. Il y a 14 ans, elle eut une fluxion de poitrine ; il y a deux ans, un traumatisme de la main et, de 40 à 55 ans, elle souffrit d'eczéma suintant du sein gauche, avec douleur dans les épaules et le thorax.

On ne retrouve rien non plus dans ses antécédents familiaux : son père est mort paralysé, sa mère est vivante et bien portante et a 81 ans ; elle est l'aînée de trois enfants, dont un est mort de la poitrine ; elle a été mariée deux fois, son premier mari est mort tuberculeux ; elle a eu une enfant qui est bien portante et une fausse couche.

Histoire de la maladie. — Le *début* net des accidents qu'elle présente semble remonter au mois de janvier 1910, mais depuis des années son entourage avait remarqué qu'elle était bizarre.

En janvier 1910, la malade se mit *à tituber*, comme si elle avait bu, elle était surtout *entraînée du côté gauche.*

Elle tombait fréquemment, surtout en montant les escaliers.

L'*audition* devenait de plus en plus dure à gauche ; elle souffrait de *vertiges*, enfin depuis 4 ou 5 ans, elle avait après les repas des *vomissements* faciles, sans douleurs ; ils se sont plutôt éloignés depuis janvier 1910.

En mars 1910, elle eut deux *syncopes* dont la dernière dura trois heures ; pas de crises comitiales.

C'est depuis juillet que *la vue semble avoir baissé*, cela s'est fait progressivement et elle ne peut plus lire un journal.

Depuis le début elle se plaint de *céphalées* : elles surviennent surtout quand elle se baisse, la douleur occupe principalement la région occipitale et la nuque.

Depuis 3 ou 4 mois polyphagie et polydipsie ; elle demande toujours à manger et à boire, elle urine à chaque instant et doit se lever trois ou quatre fois chaque nuit.

Elle a de la diarrhée depuis le mois de juin.

Enfin, elle a également des crises de *narcolepsie* ; quand elle est assise et attend , elle ne peut s'empêcher de dormir.

Depuis la fin d'août elle est dans un *état d'exaltation considérable* : surtout marqué quand elle a dormi : elle chante, crie et, dit sa fille, « a complètement perdu la raison ».

Elle présente des moments d'accalmie mais l'excitation reparaît généralement au moment des repas et pendant une demi-heure environ elle déraisonne tout à fait.

Examen du 28 août 1910.

Femme paraissant assez vigoureuse malgré des cheveux grisonsants.

Ce qui frappe surtout chez elle c'est l'*état psychique* qui est extrêmement touché. La malade est dans un état d'exaltation délirante à type mégalomaniaque, elle prétend connaître intimement tous les grands personnages, être capable de faire déposer les rois ; elle sait toutes les langues. Quand on la prie d'écrire, elle le fait d'une façon très incorrecte et cependant elle déclare que c'est « une vraie écriture de notaire » ; il paraît qu'autrefois elle avait une très belle écriture.

Réservée par le passé, elle dit dans la conversation des mots grossiers. Elle est indifférente à tout ce qui l'entoure ; elle ne s'émeut nullement de son état et trouve tout bien. Quand sa fille lui demande si elle serait affligée de la mort de sa mère, elle répond : « ma foi, elle est vieille, elle ferait beaucoup mieux de mourir ». Quand on lui parle de sa petite fille elle répond : « une de plus, une de moins, qu'est-ce que cela peut faire ». Elle est méchante parfois et frapperait si elle le pouvait, elle a perdu la notion des contingences sociales.

Motilité. — Les membres supérieurs et inférieurs ne sont pas nettement paralysés, mais on note partout un *gros déficit moteur* qui s'explique par l'amaigrissement considérable, elle pesait en janvier 116 livres habillée et actuellement 88 livres ; on trouve facilement du myxœdème au biceps. Pas de tremblement spontané ni intentionnel.

Dans la *marche*, elle festonne un peu ; elle a de l'incertitude pour descendre les escaliers ; mais ces troubles s'accentuent par instants.

La station debout est bonne.

Quand on lui fait porter le doigt sur le nez elle le fait correctement à droite et mal à gauche.

La *diadococinésie* est mauvaise à gauche.

Les réflexes tendineux sont plutôt forts, pas de clonus du pied, les réflexes cutanés sont normaux ; flexion des orteils par excitation plantaire.

On note une *parésie faciale gauche*, elle ferme moins bien l'œil et ne peut s'opposer à ce qu'on l'ouvre, pas de déviation de la face, mais elle bave et les aliments s'accumulent de ce côté.

Le voile du palais semble intact, par de troubles de la phonation mais il arrive fréquemment que les aliments repassent par le nez.

La langue est animée de quelques tremblements fibrillaires, mais elle ne semble pas amaigrie.

Pas de paralysie de la mastication.

On ne note pas de paralysies oculaires mais il y a des *secousses nystagmiques* bilatérales.

Les réflexes cornéen et sclérotical gauche ont disparu. Les pupilles sont égales mais réagissent lentement.

L'examen du fond de l'œil pratiqué par Galezowski montre que les papilles sont très rouges mais pas saillantes, *pseudo-névrite hypermétropique*, champ visuel normal.

Forte *diminution de l'acuité auditive* gauche.

L'examen de la sensibilité révèle l'existence des douleurs subjectives, la malade se plaint de la tête et de la nuque, de fait, toute la région cervicale est empâtée et douloureuse. Pas de troubles de la sensibilité objective sauf dans le trijumeau gauche où il y a hypoesthésie.

L'examen des viscères ne montre rien d'anormal, les urines ne contiennent ni sucre ni albumine.

L'examen du liquide céphalo-rachidien montre qu'il n'y a pas d'hypertension ni de lymphocytose.

Examen du 18 décembre.

L'état psychique est à peu près toujours le même, cependant elle *parle beaucoup moins*, elle reste silencieuse dans un coin, avec une « figure d'idiotisme complet », dit sa fille. Elle a l'idée fixe d'attiser le feu et dès qu'on ne la surveille pas, elle remplit un demi-litre de pétrole et va le verser dans le poêle ; elle a risqué d'incendier la maison et elle veut continuer. Elle a toujours des idées démentielles et mégalomaniaques ; « elle continue, dit-elle, à voir des grands personnages, elle ne paye pas en chemin de fer... ».

Elle a l'air heureux et satisfait ; on lui montre un petit enfant ; elle dit à la nourrice : « marchez dessus ». Quand on lui demande si elle soignerait sa mère au cas où elle serait malade, elle répond qu'elle aime mieux dormir.

Elle a en effet de la *somnolence*, mais moins qu'autrefois.

Recherche de l'aphasie.

Pas de surdité ni cécité verbale, pas d'aphémie, pas de perte de l'évocation des mots, pas d'agraphie, son écriture est changée mais seulement mal formée. Ces examens témoignent d'un gros déficit intellectuel. On lui montre une gravure représentant une vache, elle dit que c'est un éléphant, etc.

Examen de l'apraxie.

Elle fait bien le poing, le salut militaire, envoie un baiser et accompagne tout cela de réflexions saugrenues.

La motilité est dans le même état de conservation, pas de paralysie, pas d'asynergie, mouvements démesurés nets, adiadococinésie à gauche.

Examen des nerfs craniens.

Pas de troubles de l'odorat, l'examen du fond de l'œil n'a pas été refait, la *malade dit voir double* dans les mouvements de latéralité surtout dans le regard à gauche il ne semble pas y avoir de paralysie des nerfs moteurs de l'œil.

Secousses nystagmiques très nettes.

Le *trijumeau* droit est normal, à gauche anesthésie tactile, diminution mais non abolition de la sensibilité douloureuse. Quelquefois sensation de brûlures surtout dans la branche moyenne ; quand on débarbouille la malade on voit que la joue gauche semble éprouver de la douleur, le chaud et le froid ne sont pas perçus dans les branches supérieure et inférieure, les réflexes sclérotical et cornéen sont abolis à gauche.

Le *facial* gauche est incontestablement paralysé, mais incomplètement, la face est un peu déviée à droite.

Le VIIIe nerf gauche est pris, l'audition même de la voix haute, est abolie ; peu de vertiges, mais toujours titubation, la malade tombe en avant.

La sensibilité gustative est disparue à gauche.

Le voile du palais est abaissé et la luette déviée à gauche, la malade avale toujours de travers, rien au larynx.

En somme, signes généraux de tumeurs cérébrales :

Céphalées.

Vomissements.

Vertiges.

Signes locaux :

V, VII, VIII et mixtes du côté gauche.

Troubles cérébelleux gauches.

Troubles mentaux.

Ce qui fait l'intérêt de cette observation, c'est l'intensité des troubles mentaux à début précoce et l'absence de troubles papillaires ou du moins leur peu de développement, malheureusement l'examen n'a pu être fait à la dernière consultation et la malade ne veut pas revenir à l'hôpital.

CLINIQUE

On a décrit sous le nom de tumeurs de l'angle ponto-cérébelleux des néoformations souvent très différentes par leur nature et leur origine. Toutefois, leur symptomatologie résultant de leur situation est sensiblement la même dans tous les cas et justifie leur classement en un groupe spécial.

L'angle ponto-cérébelleux dans lequel se développent ces tumeurs est une dépression qui sépare la protubérance du cervelet : mais il faut savoir que cette dépression est quelquefois très peu marquée et que surtout elle est loin d'avoir toujours un aspect angulaire. La transition entre le cervelet et le pont est en effet assez souvent insensible formée par le pédoncule cérébelleux moyen qui s'infiltre sous les lamelles cérébelleuses ; c'est ce pédoncule cérébelleux moyen qui constitue le fond de cette région.

Les descriptions de cet angle données par certains auteurs et en particulier par Henneberg et Koch sont un peu différentes et pour eux il s'agirait plutôt d'un angle bulbo-cérébelleux. Quelle que soit l'opinion admise : dans cette région passent horizontalement l'acoustique et le facial, et, dans son voisinage immédiat débouche le diverticule latéral du 4e ventricule et sortent les plexus choroïdes. Ne voulant pas entrer dans des détails d'ana-

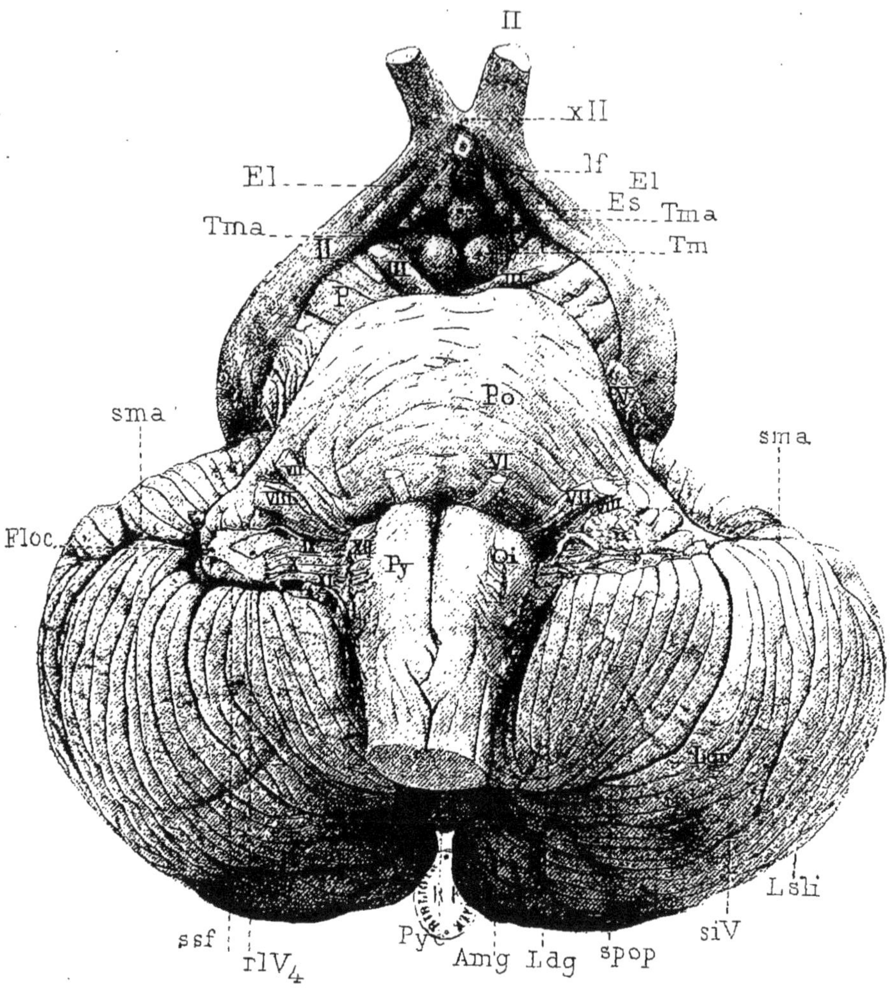

FIG. 11. — Face inférieure du rhombencéphale. (Figure tirée de l'*Anatomie des centres nerveux* de M. DEJERINE et Mme DEJERINE-KLUMPKE.)

A. m. g, lobe tonsillaire ou amydale; — *El*, éminences latérales du tuber cinereum; — *Es*, éminence vasculaire ou médiane du tuber cinereum; — *Floc*, flocculus ou lobule du nerf pneumogastrique; — *lf*, tige de l'hypophyse; — *Ldg*, lobe digastrique; — *Lgr*, lobe grêle; — *Lsli*, lobe semi-lunaire inférieur; — *Oi*, olive inférieure ou bulbaire; — *P*, pied du pédoncule cérébral; — *Py*, pyramide antérieure du bulbe; — *Pyc*, pyramide de Malacarne; — *rl V4*, diverticule latéral du 4e ventricule; — *si V*, sillon inférieur de Vicq d'Azyr; — *spop*, sillon post-pyraminal; — *s. sf*, sillon sous-flocculaire; — *Tm*, tubercule mamillaire; — *Tma*, tubercule mamillaire accessoire; — *II*, nerf optique, son chiasma (*x-II*) et sa bandelette; — *III*, nerf moteur oculaire commun; — *V*, nerf trijumeau; — *VI*, nerf moteur oculaire externe; — *VII*, nerf facial; — *VIII*, nerf auditif; — *IX*, nerf glosso-pharyngien; — *X*, nerf pneumo-gastrique; — *XI*, nerf spinal; — *XII*, nerf grand hypoglosse.

G. STEINHEIL, Éditeur.

tomie nous ne saurions mieux faire que de renvoyer à l'excellente figure de la région donnée dans l'*Anatomie des centres nerveux* de M. et Mme Dejerine et que nous reproduisons ici (voir fig. 11).

En se développant, la tumeur rencontrera en dedans la protubérance et si elle est particulièrement volumineuse son extrémité inférieure entrera en rapport avec la face latérale du bulbe ; elle sera donc en contact direct avec le sillon latéral et les VIIe et VIIIe nerfs craniens qui en sortent. En dehors, elle repoussera les lamelles de l'hémisphère cérébelleux. En haut le Ve nerf cranien et la tente du cervelet lui formeront une sangle qui la bridera. En bas, elle devra repousser le flocculus et après avoir traversé le sillon marginal antérieur du cervelet, elle comprimera le lobule digastrique. La paroi interne du rocher doublée de la dure-mère avec le conduit auditif interne où pénètrent facial, intermédiaire, et acoustique, formeront la paroi antéro-externe de cette loge.

A l'état normal la substance nerveuse vient en contact avec la paroi rocheuse et il n'y a là qu'un espace virtuel ; la tumeur ne trouvera donc place pour s'y développer qu'en refoulant les formations environnantes et en s'y creusant un véritable nid.

On devine de suite quelle sera la symptomatologie de ces tumeurs par les compressions qu'elles détermineront et il semble que leur diagnostic devrait toujours se faire avec facilité ; toutefois l'étude des différents symptômes que nous allons entreprendre nous montrera qu'il est loin d'en être toujours ainsi.

Si toutes les tumeurs de cette région ont, comme nous venons de le dire, un tableau clinique sensiblement le même qui permet de les réunir pour l'étude de leurs symptômes dans une même description ; elles ont des caractères propres qui nécessitent leur classement en plusieurs catégories.

Certaines de ces tumeurs se présentent toujours avec les mêmes caractères de siège, d'aspect, probablement même de structure, elles semblent être de beaucoup les plus fréquentes et leurs rapports toujours intimes avec le nerf de la VIIIe paire leur ont fait donner dès le début le nom de tumeurs de l'acoustique. Ce sont elles que nous avons eu l'occasion d'étudier dans ce travail, où nous en rapportons huit cas personnels et ce sont elles que nous aurons en vue dans notre description.

Nous laisserons de côté la neurofibromatose de Henneberg et Koch qui n'est qu'une manifestation en cette région d'un processus généralisé à tous les nerfs de l'organisme. Il s'agit du reste dans ces cas de tumeurs bilatérales.

Quant aux autres variétés de néoplasmes, elles sont exceptionnelles : on a toutefois signalé des tumeurs métastatiques et des néoformations développées aux dépens de l'os, de la dure-mère, des vaisseaux, des plexus choroïdes ; on a rapporté des observations de cholestéatomes ; enfin, des tumeurs primitivement intra-protubérantielles, bulbaires ou cérébelleuses peuvent venir faire saillie dans cette région et revêtir alors le même aspect clinique.

Nous laisserons de côté, nous le répétons, toutes ces variétés de tumeurs pour ne nous occuper que de la première qui représente vraiment un type spécial.

§ 1. — **Fréquence**.

Il est difficile de donner un chiffre au sujet de la fréquence de ces tumeurs, et les différentes statistiques que nous avons vues n'ont pu nous renseigner à ce sujet car on ne faisait pas une classe à part pour ces néoplasmes et ils étaient rapportés soit sous le nom de tumeurs du rhombencéphale (brain stem et crus des auteurs anglais), soit sous le nom de tumeurs du cervelet.

Cela n'a du reste pas grand intérêt, ce que nous pouvons dire c'est qu'elles ne sont pas rares puisque nous avons pu en deux ans en suivre huit cas avec vérification anatomique sans compter les observations de tumeurs probables chez des malades que nous voyons actuellement. Allen Starr les considère comme aussi fréquentes que les tumeurs du cervelet.

§ 2. — **Étiologie.**

L'étiologie de ces tumeurs est absolument inconnue et nos observations ne nous permettent aucune supposition.

L'âge auquel on les rencontre le plus fréquemment est l'âge moyen : dans nos observations, nos malades avaient : 49, 56, 43, 36, 34, 32, 28 ans, un seul était plus âgé, une femme, elle avait 61 ans.

Ce que l'on a dit sur la fréquence d'après le sexe ne nous semble aucunement fondé. Bruns puis Hartmann ont donné un rapport de deux tiers pour les hommes et de un tiers pour les femmes. Henneberg Koch et Alagna pensent qu'il y a l'égalité pour les deux sexes. Dans nos huit observations il y avait 6 femmes pour 2 hommes, nous devrions donc tirer des conclusions inverses.

L'influence des tares nerveuses antérieures ne peut être incriminé dans nos cas.

Le traumatisme qui a été souvent invoqué est quelquefois retrouvé dans l'histoire de nos malades; il existait dans deux de nos observations. Dans le cas March. Il s'agissait d'un violent traumatisme sur le nez suivi de perte de connaissance ; deux ans après débutèrent les premiers symptômes.

Dans le cas B., le traumatisme avait été beaucoup plus violent : la malade avait été renversée par une automobile et avait perdu connaissance, elle dut être transportée à l'hôpital avec une plaie du cuir chevelu et trois côtes fracturées, c'est de ce moment que datait la céphalée.

Dans certains cas, on signale des lésions de l'oreille moyenne correspondante comme dans notre observation VII; faut-il voir là autre chose qu'un rapport de hasard? Nous n'oserions nous prononcer à ce sujet.

La majorité des auteurs ont constaté que le côté gauche était plus souvent le siège de la tumeur que le côté droit et donnent le rapport de 16 cas à gauche pour 12 à droite.

D'après nos cas nous devrions tirer une conclusion inverse, il y avait en effet cinq fois une localisation à droite et trois fois à gauche.

Ce qui ressort de tous ces faits c'est que l'on ne sait rien de l'étiologie des tumeurs comme du reste des autres tumeurs cérébrales.

§ 3. — **Symptômes.**

Début. — Le début de cette affection est presque toujours mal connu et cela se conçoit étant donnée l'apparition progressive et lente de ces tumeurs. Comme toutes tumeurs cérébrales, elles s'accompagnent toujours de deux variétés de symptômes, les uns généraux, communs à toutes les tumeurs intracraniennes et qui traduisent *l'hypertension cérébrale*, les autres locaux dus à la compression directe exercée par la tumeur sur les nerfs et la substance cérébrale. Ce sont *les signes de localisation ou signes en foyer.*

Les signes locaux sont généralement les premiers en date et nous verrons qu'il est important pour le diagnostic d'étudier avec soin l'ordre dans lequel sont apparus ces symptômes.

Cet ordre n'est du reste pas toujours immuable et dans certains cas le syndrome d'hypertension, d'apparition très précoce, peut voiler ou mettre au second plan les signes locaux alors que dans d'autres cas, presque jusqu'à la fin de l'affection, les signes généraux font défaut, pouvant ainsi égarer le diagnostic.

A. — Signes de localisation.

Les signes de localisation des tumeurs de l'angle ponto-cérébelleux sont très importants à bien connaître, car c'est sur eux que l'on se base surtout pour porter un diagnostic. Il importe donc de les étudier en détail, en commençant par celui qui semble vraiment caractéristique par sa constance et sa précocité, nous voulons parler de *la surdité*.

Les troubles auriculaires semblent en effet être dans la majorité des cas les premiers en date, et longtemps les seuls signes de l'affection. On comprend donc dès maintenant aisément la dénomination de tumeurs de l'acoustique donnée à ces néoplasmes.

Troubles du nerf de la VIIIe paire. — TRAJET ET CONSTITUTION DE L'ACOUSTIQUE.

On sait que ce nerf est composé en réalité de deux branches ou racines ; la racine interne ou nerf vestibulaire, qui vient des noyaux situés profondément (noyau postérieur et noyau de Deiters). La racine externe ou nerf cochléaire qui vient du tubercule acoustique antérieur et du noyau latéral. Ces deux racines sortent du bulbe au niveau de la fossette latérale en dehors de l'intermédiaire. Dans leur trajet intra-cranien ces deux racines sont accolées et sont déprimées à leur partie supérieure en une gouttière, dans laquelle repose le facial; l'intermédiaire de Wrisberg est situé entre les deux. Ces différents nerfs forment donc en réalité un tronc commun, le tronc acoustico-facial, auquel les méninges forment des enveloppes communes. Ce tronc est dirigé presque transversalement en dehors, obliquant toutefois en haut et en avant, il gagne le conduit auditif interne, dans lequel il pénètre. Dans ce canal osseux, les nerfs accompagnés de l'artère auditive interne et de ses veines ont encore leurs gaines méningées, qui sont concentriques et leur sont communes.

L'*arachnoïde* la plus externe les sépare du périoste qui se continue avec la dure-mère ; le tissu sous-arachnoïdien forme la couche interne et communique avec les cavités périlymphatiques de l'oreille.

En réalité, on devrait considérer les racines de l'auditif comme ayant un trajet inverse, car les cylindraxes qui les constituent viennent des cellules situées dans des ganglions de la périphérie. La racine vestibulaire vient du ganglion de Scarpa, situé au fond du conduit auditif interne. La racine cochléaire vient des cellules du ganglion spiral ou ganglion de Corti. Il y a un second croisement de ces racines.

Ce court aperçu anatomique était nécessaire pour l'étude des troubles de l'acoustique qui peuvent porter sur l'une ou l'autre de ses branches, ou sur les deux.

Nous devrons donc successivement étudier les troubles

provenant de la compression de la racine cochléaire et ceux relevant de la racine vestibulaire.

TROUBLES DE LA RACINE COCHLÉAIRE :

Les *troubles irritatifs* sont généralement les premiers en date et, de fait, ils sont signalés dans de nombreuses observations. S'ils n'ont pas été assez recherchés peut-être jusqu'ici, on comprend l'importance qu'il y aura à les dépister puisqu'il traduisent une atteinte légère du nerf. Ce sont surtout des *bruits auriculaires subjectifs* à caractère varié ; bourdonnements, tintements, bruits de cloches sifflements; dans certains cas ils peuvent être isolés, mais le plus souvent ils sont associés aux troubles vestibulaires.

Les *troubles paralytiques* leur succèdent avec une plus ou moins grande rapidité, mais ils s'établissent généralement d'une façon insidieuse. Leur degré est variable, depuis la diminution simple de l'acuité auditive jusqu'à la surdité complète, le malade ne percevant plus aucun son. La progression de ces troubles est généralement rapide. Toutefois, elle est le plus souvent difficile à apprécier, le malade ne s'en apercevant pas et il est des cas où c'est par hasard à l'occasion de la suppression fortuite et passagère de l'autre oreille que le malade s'aperçoit qu'il devient sourd.

Examen du nerf cochléaire. — Pour étudier le fonctionnement de cette racine on devra, bien entendu, procéder avec méthode :

Le premier point sera d'*examiner l'oreille moyenne* et de s'assurer, après lavage et examen au spéculum, de l'intégrité de la membrane du tympan et de l'absence de lésions suppuratives ou scléreuses sur le compte desquelles on puisse mettre les troubles constatés.

Toutefois, la présence de lésions de l'oreille moyenne ne devra pas faire rejeter définitivement l'idée d'une lésion centrale, car il faut savoir qu'elles peuvent coexister avec une compression du VIIIe nerf par tumeur comme dans notre observation VII.

L'*examen de l'audition* se fera ensuite : en s'entourant, bien entendu, de précautions importantes pour pouvoir tirer des résultats certains.

On devra avoir soin d'assourdir l'oreille opposée à celle que l'on examine ; pour ce faire, il existe toute une série de procédés. On peut envoyer un jet d'air comprimé, ou bien se servir de l'appareil à bruit de Barany (marteau mu mécaniquement) ; l'appareil électrique de Lombard, le téléphone assourdissant peut être également employé ; mais tous ces procédés nécessitent des instruments que l'*irrigation* remplace avantageusement par sa simplicité. Un courant d'eau envoyé au moyen d'une canule avec une faible pression sur le tympan réalise une surdité complète.

Il faut toutefois se rappeler que, comme Lombard l'a montré récemment, on ne peut arriver à assourdir complètement une oreille que si elle est saine.

C'est la *voix* qui est le plus pratique des moyens d'investigation dans la recherche de la surdité.

Voix haute, à distances variables, puis voix chuchotée. On a soin de demander au malade de répéter les mots ou les chiffres prononcés.

Si l'on constate une diminution de l'acuité auditive pour la voix, on pourra déjà être renseigné sur sa cause et savoir si elle est d'origine centrale : pour cela on a recours à l'emploi du cornet acoustique : en répétant l'examen avec la voix ainsi renforcée, on n'obtient aucun changement si la surdité est labyrinthique, ce qui est l'inverse dans le cas de lésions de l'oreille moyenne.

La *montre* peut donner de très précieux renseignements à défaut de *diapasons*. Ceux-ci servent surtout à explorer la gamme des sons et à constater si elle est troublée pour les notes élevées ou les notes basses.

Le *sifflet de Galton* est surtout employé pour l'étude des sons élevés, permettant de se reporter à des tables pour construire de suite un diagramme.

Il semble que dans ces cas de lésions centrales il y ait une limitation de la perception pour les sons aigus.

Ayant ainsi examiné l'audition aérienne, on passera ensuite à l'examen de la perception osseuse ou craniotympanale.

C'est le diapason qui servira pour ces recherches.

L'*épreuve de Schwäbach*, pratiquée avec les précautions dont nous avons déjà parlé, consiste en l'application du diapason sur la mastoïde pour mesurer la durée de perception, par comparaison avec le côté sain, c'est une question de secondes.

L'*épreuve de Rinne* nous permet de comparer les perceptions auditives aériennes et les osseuses. Le diapason le plus souvent est placé près de l'oreille et quand il cesse d'être perçu par elle, on le pose sur la mastoïde pour voir si de nouveau sa vibration est sentie, dans ce cas, le Rinne est déclaré négatif.

L'*épreuve de Weber*, enfin, consiste à poser le diapason perpendiculairement sur la ligne médiane, vertex, front, dents, menton, et de demander au malade avec quelle oreille il entend mieux, il s'agit d'une latéralisation des vibrations.

Enfin, l'*épreuve de Lucae et de Gellé* étudie la perception du diapason après compression de l'air dans le conduit auditif externe.

Il est une épreuve souvent très concluante dans le cas de surdité complète, c'est le *signe de Lombard* : elle consiste à faire lire à haute voix le malade. Durant cette lecture, on anihile son oreille saine par l'eau ou l'air et on constate aussitôt le changement de la voix, qui se renforce considérablement. Cette épreuve est surtout utilisée pour dépister la simulation.

Nous ne voulons pas insister sur toutes ces méthodes qui sont classiques, nous dirons seulement qu'il faut contrôler leurs résultats entre eux pour pouvoir affirmer le diagnostic.

TROUBLES DU NERF VESTIBULAIRE :

Là encore les premiers en date sont des troubles irritatifs et ils sont caractérisés par un phénomène subjectif, le vertige.

Ce symptôme est souvent difficile à étudier, les malades analysant très mal leurs sensations subjectives, ne sachant quelquefois même pas ce qu'on leur demande.

Spontané ou provoqué, il est exceptionnellement durable et continu, il ne survient généralement que par accès. Le plus souvent il est peu prononcé : il consiste généralement en un *tournoiement des objets* assez souvent dans un sens déterminé et toujours le même pour un même malade qui se sent *entraîné vers un côté*, dans la marche et même dans la station quand il ferme les yeux.

On devra donc surtout étudier avec soin l'équilibre du malade et en particulier faire l'épreuve de Romberg, on demandera au malade de se tenir sur une seule jambe ou sur la pointe des pieds.

Quelquefois les vertiges sont beaucoup plus intenses et

revêtent le type de *vertiges de Menière* avec bruits stridents et nausées.

Bruns en mentionne des attaques typiques au début des tumeurs de l'acoustique.

Certains auteurs ont voulu donner aux vertiges des tumeurs ponto-cérébelleuses qu'ils regardent surtout comme un symptôme cérébelleux, des caractères particuliers et différents de ceux du vertige des tumeurs intra-cérébelleuses. Ce sont surtout Grainger Steewart et Gordon Holmes qui ont attiré l'attention sur ces faits : dans le cas de tumeur ponto-cérébelleuse, le malade croirait voir les objets extérieurs se diriger vers le côté sain, alors que les mouvements illusoires de son corps se feraient du côté opposé. Dans le cas de tumeur intra-cérébelleuse, ce serait le contraire.

Les auteurs qui ont repris cette question depuis ne semblent pas tenir compte de cette différenciation, car elle nécessite une interprétation de la part du malade, qui est souvent impossible. Dans aucun de nos cas nous n'avons vu de faits semblables.

Le *nystagmus* spontané peut être également un signe d'irritation du labyrinthe postérieur et sa constatation est des plus importantes ; nous parlons, bien entendu, du nystagmus vestibulaire, qui n'a rien de commun avec le nystagmus paralytique ; c'est le nystagmus bilatéral, rythmique, avec ses deux temps, le premier lent et le second brusque indiquant sa direction.

Il traduit soit l'irritation, soit la paralysie du labyrinthe postérieur. Dans le premier cas il se fait du côté lésé. dans le second cas, il se produit du côté opposé.

Il est donc de la plus haute importance de rechercher le nystagmus, qui est en somme un *véritable réflexe* de l'appareil vestibulaire ; cet examen devra être fait en commandant au malade de porter les yeux en position extrême dans le sens où doit se produire le nystagmus. Pour l'interprétation de ce phénomène il faudra bien entendu s'entourer de grandes précautions et examiner avec soin s'il n'existe pas de nystagmus spontané avant de tenter toute recherche.

Dans ce cas il faudra noter avec soin le sens dans lequel il se produit et, s'il est possible, la direction qu'il faut donner aux globes oculaires pour le faire disparaître. On ne devra tenir compte en effet d'un nystagmus provoqué que s'il se produit dans cette position.

Il existe toute une série de procédés pour provoquer le nystagmus ; ils sont maintenant d'un usage courant et nous n'entreprendrons pas de les décrire complètement, nous nous contenterons de les indiquer et d'en discuter la valeur.

Nous dirons de suite qu'ils sont de la plus haute importance ; que chacun, pris séparément, donne des renseignements précieux ; mais qu'il ne faut pas se contenter d'une seule de ces recherches et qu'il y a intérêt, si cela est possible, à les multiplier pour rapprocher et comparer les résultats obtenus.

Toutefois il en est qui sont plus pratiques par la simplicité du dispositif.

La rotation est le premier moyen de provoquer le réflexe nystagmique : il s'agit alors d'un réflexe mécanique.

On le recherche, en plaçant le malade sur le tabouret rotatoire et en le faisant tourner une dizaine de tours successifs, d'abord dans un sens, puis dans l'autre.

Ce réflexe, dans ce cas, est expliqué par le déplacement du liquide dans les conduits semi-circulaires. Au moment de l'arrêt brusque, ce déplacement liquidien continue à se faire dans le sens de la rotation et vient ainsi buter contre l'ampoule d'un des canaux semi-circulaires qui, comme on le sait, est la portion la plus sensible de ces conduits. L'excitation se traduit par un réflexe nystagmique correspondant au canal semi-circulaire excité, c'est-à-dire que les secousses se produiront dans le sens contraire à la rotation.

C'est là le phénomène normal; il s'accompagne de sensation vertigineuse et de chute.

Pathologiquement, il est troublé; s'il s'agit d'une simple excitation, ces phénomènes pourront être augmentés d'intensité; s'il y a destruction, on ne peut obtenir le nystagmus, et la chute ne se produit pas, c'est là schématiquement ce que l'on doit constater; mais, en pratique, on arrive rarement à avoir l'abolition du nystagmus et de la chute: ce sont des questions de degré, et il faut juger par comparaison avec le côté opposé.

Pour faire un examen complet des canaux semi-circulaires, il faudrait fait varier la position de la tête, et examiner non seulement le nystagmus horizontal, mais encore le vertical et le rotatoire.

Le *nystagmus calorique*, ou réflexe de Barany, est certainement beaucoup plus intéressant parce que plus pratique et moins pénible pour le malade.

L'excitation n'est plus produite mécaniquement par la giration, mais par la chaleur ou le froid.

Une irrigation du conduit auditif externe par de l'eau chaude (40° à 45°) détermine du nystagmus du côté correspondant: elle semble donc exciter le labyrinthe.

Lorsque la même irrigation est faite avec de l'eau froide (15° à 20°), on obtient du nystagmus du côté opposé, elle semble donc parésier l'appareil vestibulaire. Une lésion du labyrinthe postérieur détermine soit l'absence de ce nystagmus, soit plutôt le retard de son apparition et son peu de durée.

Il faut en effet noter avec soin le début de l'apparition du nystagmus (généralement après 30″ d'irrigation); il sera utile de continuer l'irrigation jusqu'à ce que l'on obtienne le nystagmus non plus en position extrême mais en position directe. On note alors le temps et on cesse l'irrigation, on voit combien s'écoule de temps jusqu'à ce qu'il cesse complètement.

On ne peut bien entendu tirer de renseignements certains que si l'on compare successivement les réactions des deux oreilles.

Le *nystagmus galvanique* est également précieux, mais déjà plus délicat à obtenir, il ne faut employer que des courants faibles, 3 ou 4 milliampères au plus, car rapidement les sensations douloureuses de brûlure apparaissent avec des courants plus intenses qui déterminant des réactions de la part du malade, gênent l'examen ; le nystagmus normalement se fait vers la cathode.

On n'obtient jamais l'abolition de ce nystagmus en cas de lésions, mais ce que l'on note, c'est la résistance à sa production qui nécessite l'emploi de 8, 10, 12 milliampères.

Mais cet examen électrique donne un résultat plus intéressant et qui, comme l'a montré notre maître le docteur Babinski, peut donner de très précieux renseignements. C'est par la recherche du *vertige voltaïque*. Lorsque l'on fait passer un courant galvanique faible en posant une électrode audevant de chaque oreille, on obtient normalement une inclinaison de la tête et de la partie supérieure du corps qui se fait du côté du pôle positif. S'il existe une lésion auriculaire et en particulier une lésion de l'appareil vestibulaire, on a, soit une grosse résistance au vertige, soit une chute unilatérale et toujours la même, quel que soit le pôle positif, elle se fait vers l'oreille malade.

Barany a récemment publié deux méthodes nouvelles d'examen du nerf vestibulaire dans les lésions du cervelet.

Recherche d'un point fixe dans l'espace. — Lorsque l'on demande à un individu ayant les yeux fermés de toucher avec l'index un point donné situé en dehors de lui, il arrive parfaitement à le retrouver avec précision malgré l'occlusion des yeux. Si on le soumet à la rotation du tabouret, et qu'on lui fait renouveler l'expérience, il commet des erreurs manifestes.

Si on examine de même l'autre bras en faisant une rotation inverse, on a les mêmes résultats.

Si l'individu a une lésion cérébelleuse, la rotation n'amène pas ce trouble du côté malade.

Étude de la direction de la chute après centrifugation. — Comparée à la direction du nystagmus : généralement la tête tombe du côté opposé au nystagmus, et cela quelle que soit la position de la tête.

Dans les cas pathologiques, il n'en serait plus ainsi. Mais ces deux dernières méthodes sont encore trop récentes pour qu'on puisse se prononcer à leur sujet.

On voit que par cet ensemble d'examens on peut arriver, en comparant les divers résultats obtenus, à s'assurer de l'état des racines cochléaire et vestibulaire de l'acoustique.

Si nous avons insisté à ce point sur cette étude, c'est que nous la jugeons capitale.

On voit en effet que l'on devra faire rentrer, dans certains cas, dans les troubles de l'acoustique toute une série de symptômes mis sur le compte de lésions cérébelleuses, tels que les vertiges, la latéropulsion, etc.

Chez tous nos malades ces troubles étaient des plus nets. Nous ne saurions passer sous silence l'observation de Thomas et Egger où, avec une tumeur de l'angle ponto-cérébelleux, il y avait des troubles excessivement marqués de la racine vestibulaire correspondante : défaut de perception des mouvements avec conservation du vertige post-rotatoire à l'arrêt, dans la rotation à gauche (la tumeur était à gauche) ; conservation de la perception des mouvements avec absence de vertige post-rotatoire, dans la rotation à droite ; absence de vertige galvanique quand l'électrode est posée au niveau de l'oreille gauche ; persistance du vertige sans inclinaison de la tête quand l'électrode est à droite ; mouvements de manège à gauche quand les yeux sont fermés ; latéropulsion gauche quand les yeux sont ouverts ; impossibilité de se tenir sur la jambe gauche ; augmentation des troubles de la marche par inclinaison de la tête à gauche.

Les troubles auditifs sont souvent bilatéraux au bout d'un certain temps, avec toutefois une prédominance toujours très marquée pour le côté pris en premier.

Enfin on a noté des cas où il y avait une dissociation entre les troubles vestibulaires et les troubles cochléaires.

Mills rapporte aussi un cas d'une jeune femme de 34 ans qui avait par intervalles des crises vertigineuses durant lesquelles elle avait de la latéropulsion gauche avec sensation de déplacement des objets vers la gauche ; elle ne présentait aucun trouble de l'audition.

Dans l'observation d'un de nos malades (obs. V), on

notait, du côté opposé à la tumeur, des troubles localisés à l'appareil vestibulaire sans diminution de l'acuité auditive.

Les troubles de l'auditif, sans aucun doute, sont le plus souvent le résultat de la compression du nerf de la VIIIe paire par la tumeur: mais on peut se demander si la compression directe est le seul élément qui entre en jeu dans la production de ces troubles, en particulier dans le cas de surdité bilatérale.

On sait en effet que la surdité peut apparaître au cours de tumeurs cérébrales autres que les tumeurs du mésencéphale, dans des cas par conséquent où on ne peut incriminer une compression du nerf par la tumeur (observation de Gradenigo, Politzer, Souques et Vincent): les troubles de la VIIIe paire ont été mis sur le compte de l'hypertension cérébrale et sont considérés comme des phénomènes analogues aux troubles de la vision et de l'odorat au cours de l'hypertension cérébrale. Peut-être dans le cas de tumeur de l'angle ponto-cérébelleux, cette hypertension cérébrale peut-elle entrer en ligne de compte dans la production de ces troubles, mais elle n'est certainement pas la seule et il est incontestable que le VIIIe nerf est le plus atteint par la tumeur. Il est en effet souvent impossible de le retrouver à l'autopsie quand la tumeur est volumineuse. Des observations signalent son passage à travers la tumeur et dans deux de nos cas nous avons pu constater l'éparpillement de toute une partie de ses fibres à l'intérieur du néoplasme.

On signale du reste assez fréquemment la présence d'un prolongement de la tumeur à l'intérieur du conduit auditif interne et dans deux de nos cas nous avons relaté ce fait; dans un cas surtout, nous avons pu couper le rocher et nous avons constaté un élargissement considérable du conduit avec usure de l'os, par la poussée du néoplasme qui semble avoir étouffé tout le nerf : nous donnons plus loin une photographie de cet aspect. On comprend facilement qu'une pareille compression puisse amener les troubles constatés.

D'autres explications pathogéniques des troubles auditifs ont été données et en particulier on a émis l'hypothèse d'une compression des artères et veines auditives intense qui amènerait secondairement, par défaut d'irrigation ou par stase veineuse, des troubles trophiques, de la nécrose des fibres cochléaires et vestibulaires.

Il est possible que cette pathogénie vasculaire réponde à la réalité des faits dans certains cas, mais la cause première est toujours l'action de la tumeur elle-même.

Cette compression directe du néoplasme peut s'exercer du reste non seulement sur le tronc du nerf auditif, mais encore sur les noyaux bulbaires correspondants: elle peut même atteindre ceux du côté opposé. Cela nous paraît indubitable, et il nous semble que l'on peut expliquer ainsi la dissociation dans le fonctionnement du nerf de la VIIIe paire du côté opposé à la tumeur dans le cas auquel nous faisions allusion plus haut.

Troubles dans le domaine du facial. — Bien que très voisin du VIIIe nerf cranien, il est généralement beaucoup moins touché et souvent même il paraît normal. En tout cas, les troubles qu'il présente doivent toujours être recherchés, car ils ne sautent jamais aux yeux. Ces troubles sont particulièrement intéressants à connaître et doivent être étudiés avec détails.

Ce que l'on note le plus souvent, c'est de la parésie, surtout nette dans le domaine de la branche inférieure du facial et que l'on met en évidence en faisant rire légèrement le malade : c'est un peu de déviation de la bouche qui devient oblique ovalaire; très rarement la parésie est assez forte pour empêcher le malade de siffler et de souffler. Cependant dans le cas (Gui...) elle avait atteint ce degré, la salive s'écoulait de la bouche et les aliments durant la mastication s'accumulaient entre la joue et les arcades dentaires.

Quoi qu'il en soit, il y a rarement paralysie faciale complète avec réaction de dégénérescence ; toutefois, Beevor en rapporte un cas où la face était complètement prise avec des réactions électriques de dégénérescence.

Dans certains cas, accompagnant cette parésie ou survenant indépendamment d'elle, on note du spasme facial localisé surtout à la bouche et à l'orbiculaire des paupières.

Ce spasme a les caractères de l'hémispasme facial, sur lequel ont insisté MM. Brissaud, Meige et Babinski : secousses brusques de courte durée, rapides, aboutissant à un état spasmodique durant quelques secondes, elles siègent d'un seul côté, elles s'accompagnent de déformations : incurvation du nez, fossettes du menton, suivant le siège. Elles sont souvent, comme nous le disions, parcellaires et ne prennent qu'une branche du facial.

Il est important de bien connaître les caractères de ce spasme ; certains mouvements volontaires de l'orbiculaire faits par le malade pour fermer les yeux dans le cas de diplopie marquée, doivent en être soigneusement distingués ; de plus, il ne faut pas interpréter ces spasmes comme des crises d'épilepsie jaksonienne partielle : Mills, puis Weisenburg ont rapporté des observations de crises spasmodiques du facial simulant des crises jacksoniennes ; elles arrivaient, d'après ces auteurs, sans aucun avertissement, d'abord toniques, puis de caractère clonique. Elles s'espaçaient ensuite de demi-minute en minute.

Compression du trijumeau. — Ce nerf est généralement celui qui est le plus fortement touché après le VIIIe nerf et là encore les symptômes varient suivant le degré de compression.

Troubles d'irritation. — Ils sont souvent les premiers en date et quelquefois les seuls observés : ce sont des douleurs névralgiques dans une branche ou dans tout le territoire de ce nerf. C'est le plus souvent la branche inférieure qui semble prise. Ces douleurs ont le caractère de toutes les névralgies du trijumeau. Un bel exemple de faits de ce genre est le cas rapporté dernièrement par Weisenburg d'un malade opéré à plusieurs reprises pour une névralgie intolérable du trijumeau, et auquel on avait sectionné successivement plusieurs branches et une partie du ganglion de Gasser et qui était porteur d'une tumeur de l'angle ponto-cérébelleux.

On note également quelquefois un fait assez intéressant : c'est une sorte d'anesthésie douloureuse : alors que la sensibilité tactile est atténuée, la sensibilité douloureuse semble accrue et cela était net dans le cas d'une malade que nous suivons (Mer...) chez laquelle on note que l'effleurement d'une moitié de la face est excessivement douloureux, la malade s'en est aperçue pendant qu'on la débarbouillait.

Troubles paralytiques. — Les troubles d'hypoesthésie sont notés fréquemment ; ils peuvent aller jusqu'à l'anesthésie et siègent sur l'une ou l'autre des branches. Ils nous ont paru surtout fréquents au pourtour de la bouche et au niveau du menton.

Mais c'est surtout sur les muqueuses que nous les

avons constatés : à la face interne de la joue, sur la moitié antérieure de la langue, la moitié du voile du palais. La sensibilité y est presque complètement disparue à tous ses modes, piqûre, tact, chaleur et froid. De même les sensations gustatives sont abolies. Il s'y adjoint du reste quelquefois des troubles provenant d'autres nerfs.

Anesthésie cornéenne, sur laquelle insiste Oppenheim et que nous avons trouvée bi-latérale dans les derniers temps de la vie chez un de nos malades (Toch...), incomplète toutefois du côté opposé à la tumeur.

La kératite neuro-paralytique résultant de cette anesthésie cornéenne dans ces cas de tumeurs ne nous a pas paru avoir été signalée. Toutefois, dans le cas auquel nous faisons allusion, il y avait un aspect trouble de la cornée avec petites érosions superficielles qui faisaient redouter cet accident.

Il est un fait à signaler, c'est que la racine motrice du trijumeau est prise avec beaucoup moins de fréquence et nous n'avons constaté dans aucun de nos cas de la faiblesse des muscles masticateurs.

Troubles dans le domaine du VIe nerf. — Le muscle moteur oculaire externe est également très fréquemment pris et les troubles de son fonctionnement sont signalés dans presque toutes les observations. Cela n'est pas pour nous surprendre, car on sait combien il est facilement atteint dans le cas de tumeur cérébrale, voire même d'hypertension cérébrale simple. Il est du reste assez souvent pris des deux côtés avec maximum du côté correspondant à la tumeur, et il n'est pas nécessaire, dans ces cas, comme le pensent Steewart et Holmes, que la tumeur soit assez volumineuse pour traverser la ligne médiane et comprimer ainsi le VIe nerf du côté opposé.

La longueur du trajet de ce nerf dans la cavité cranienne, sa direction antéro-postérieure font qu'il peut être tiraillé et atteint beaucoup plus facilement que les autres. James Collier insiste sur la fréquence avec laquelle on note la parésie de ce nerf, dans le cas de tumeur sustentoriale.

Harvey Cushing donne une autre pathogénie des parésies de la VIe paire pour expliquer leur si grande fréquence : c'est l'étranglement de ces nerfs sur l'artère cérébelleuse moyenne. Quoi qu'il en soit, dans nos cas, les rapports immédiats de la tumeur avec la VIe paire qui bridait son côté interne (cas Toch...) suffisent à expliquer les troubles constatés. Du reste, ils sont rarement très intenses, c'est surtout de la faiblesse du droit externe que l'on met en évidence en faisant porter le globe oculaire en position latérale extrême. Il ne peut généralement conserver cette position et revient lentement vers la ligne médiane. Souvent ce relâchement dans la contraction du muscle droit externe se fait par saccades donnant lieu à des secousses nystagmiformes. Dans certains cas, cette parésie est plus accentuée et est constatée sans recherche, le malade présentant du strabisme interne. Le résultat de cette parésie est la diplopie homonyme mais elle est généralement transitoire et se corrige assez vite. Cependant, elle est quelquefois assez marquée pour gêner le malade qui obvie souvent alors à cet inconvénient en fermant alternativement l'un ou l'autre de ses yeux.

La paralysie du nerf de la VIe paire est regardée comme un symptôme précoce, mais elle n'est pas toujours permanente et Collier l'a vue disparaître dans deux cas.

Nous ne reviendrons pas sur le nystagmus que nous avons longuement décrit en faisant l'étude des troubles labyrinthiques, il y a en effet intérêt à le séparer des secousses nystagmiformes dues à la parésie du VIe nerf.

Troubles des autres nerfs moteurs de l'œil. — Le moteur oculaire commun et le pathétique ne sont, pour ainsi dire, jamais pris. Dans nos observations, on n'a jamais constaté de faiblesse de leur côté. Steewart et Holmes font bien allusion à un cas probable de tumeur de la face antérieure du cervelet avec parésie de l'oblique supérieur, mais il n'y a pas eu de vérification de ces faits.

La situation de ces troncs nerveux et l'éloignement de leurs noyaux d'origine sont sans doute les raisons pour lesquelles ils échappent à la compression.

La paralysie des mouvements associés des globes oculaires sur laquelle ont insisté plusieurs auteurs et qui a été surtout étudiée par expérimentation après des opérations (consistant en une ablation d'un hémisphère cérébelleux) est, croyons-nous, exceptionnelle et, en tout cas, d'une interprétation encore mal connue.

L'exophtalmie a été signalée dans plusieurs observations et nous l'avons constatée unilatérale dans un de nos cas (Dub...) du même côté que la tumeur, et dans la dernière observation, où elle était bilatérale, elle prédominait du côté de la tumeur (cas Ley...). Dernièrement, Weisenburg, dans un travail, signale cette exophtalmie dans les tumeurs cérébrales dans à peu près huit cas, dont une tumeur de l'angle ponto-cérébelleux. Pour lui elle siégerait du côté de la tumeur, lorsqu'elle est unilatérale et serait en rapport avec une compression du sinus caverneux.

Les pupilles, dans certains cas, ne présentent pas un diamètre égal et certains auteurs ont décrit du myosis du côté de la tumeur ou du côté opposé. Ce myosis pourrait s'expliquer par une compression de la partie latérale du bulbe.

Dans certains cas, on a cité la mydriase des deux pupilles, peut-être ces troubles doivent-ils être mis sur le compte de la cécité.

Les réflexes pupillaires à la lumière ont également été décrits comme troublés dans certains cas, et c'est surtout de la diminution que l'on a notée. Nous avons nous-mêmes trouvé le fait dans le cas (B...). Il nous semble qu'on ne peut tirer aucune indication de ces faits et ils sont probablement en rapport avec l'état du fond de l'œil, sans compter que, dans certains cas, il peut très bien s'agir d'association de spécificité cérébrale qui est toujours possible.

Compression des nerfs mixtes. — Elle ne se produit généralement que très tardivement, tout à fait dans les derniers temps de l'évolution de l'affection ; on la note, en effet, fréquemment à ce moment.

Une hémiparésie du voile du côté correspondant s'accompagnant de troubles de la déglutition, de voix nasonée et de reflux des aliments par le nez. La parole est quelquefois mal articulée et brédouillante.

La corde vocale correspondante peut, de même, être prise et la voix devient bi-tonale, quelquefois même presque impossible. Nous n'avons observé ce phénomène que dans un de nos cas, et seulement dans les deux ou trois jours qui ont précédé la mort.

Troubles cérébelleux. — Ces troubles sont souvent très marqués et peuvent arriver à un degré tel que le malade est confiné dans son lit. Ils portent sur l'exécution des mouvements, et leur intensité contraste toujours avec l'état de la force musculaire qui est le plus souvent intacte.

Leur étude complète est, en somme, de date récente, du moins pour certains d'entre eux qui ont été surtout mis en lumière par notre maître le docteur Babinski et étudiés également avec grand soin par le docteur André Thomas.

Les troubles de la station et de la démarche sont les plus anciennement connus et, dans le cas de tumeur de l'angle comme dans les autres tumeurs cérébelleuses, on avait noté l'instabilité dans la station debout, l'élargissement de la base de sustention, la difficulté à se tenir sur une jambe, la démarche incertaine et hésitante, ébrieuse, ne pouvant se faire en ligne droite, la titubation, la tendance à tomber d'un côté, la latéro-pulsion.

Ce sont des signes que nous avons constatés également dans la plupart de nos cas et d'une façon très nette.

En étudiant de plus près la façon dont ces malades exécutent leurs mouvements, on a trouvé des troubles indubitables de la synergie, des mouvements démesurés, de l'adiadococinésie ; c'est du reste ce dernier signe surtout qui a été recherché le plus souvent et que l'on note dans la plupart des observations. Nous avons eu l'occasion de rechercher avec soin tous ces troubles chez notre dernier malade (Toch...) et nous les avons trouvés avec une netteté remarquable :

Peu marqués au début de son affection, ils étaient devenus très intenses dans les derniers mois, au point que ce malade, sans diminution notable de la force musculaire, devait garder le lit et qu'il ne pouvait qu'avec peine se tourner pour changer de position.

L'asynergie était très marquée. Lorsqu'on essayait de faire marcher le malade en le soutenant, le corps ne suivait pas les jambes et restait en arrière : assis sur son lit, il ne pouvait maintenir sa position et son corps tombait en avant, en arrière, ou latéralement. Il ne présentait, cependant, aucune paralysie des muscles du tronc et de la sangle abdominale. Il en était de même pour la tête, qui s'inclinait en avant ou latéralement. De plus, elle était agitée de mouvements de latéralité : secousses rythmiques qui semblaient un véritable nystagmus céphalique.

On peut se demander si chez ce malade qui présentait des troubles intenses de la VIIIe paire avec participation du vestibulaire du côté opposé, on ne doit pas mettre une partie de ces troubles sur le compte de la lésion de la branche vestibulaire.

Chez lui, les *mouvements démesurés* semblent avoir été les premiers en date et étaient surtout marqués du côté droit. On les mettait facilement en évidence par l'épreuve du talon porté sur le genou du côté opposé et on le voyait dépasser le but pour y revenir dans un second temps ; en même temps, il y avait dans ses mouvements, de la brusquerie. On constatait les mêmes symptômes quand on demandait au malade de toucher avec son pied la main placée à 50 centimètres au-dessus du plan du lit.

Aux mains, on mettait encore en évidence ce manque de mesure, cette *dysmétrie*, par l'épreuve du verre d'eau, comme nous l'avions constaté avec le docteur Thomas chez un homme nettement cérébelleux (atrophie olivo-ponto-cérébelleuse probable) et chez une autre malade atteinte de tumeur de l'angle ponto-cérébelleux (March...). Nous avons noté l'hyperextension des doigts de la main au moment où le malade allait saisir le verre et où il le lâchait.

L'adiadococinésie était nette chez plusieurs de nos malades, elle manquait toutefois dans trois de nos observations. Il ne faut tenir vraiment compte de ce symptôme que quand il n'y a pas de diminution de la force musculaire dans le bras et la main où il se produit ; dans ce cas, en effet, on ne peut dire qu'il s'agit d'adiadococinésie.

La catalepsie cérébelleuse recherchée chez le malade (Toch...) n'a pas été trouvée d'une façon parfaite, mais toutefois cet homme, qui ne pouvait faire le moindre mouvement ni même se tenir assis, maintenait ses jambes dans une immobilité très suffisante et au bout de quelques minutes la jambe droite plus faible s'abaissait progressivement.

Le tremblement est beaucoup plus rarement signalé. Nous ne l'avons pas noté dans nos observations. Cet ensemble de signes se trouvait au complet dans la dernière observation (Ley...).

Si nous n'avons pas prononcé dans l'étude de ces symptômes le mot d'*ataxie cérébelleuse*, c'est qu'il est maintenant considéré comme mauvais en cela qu'il évoque l'idée de mouvements analogues à ceux des tabétiques dont on tend, à juste titre, de les différencier de plus en plus. C'est ainsi que nos malades n'avaient pas de signe de Romberg : l'occlusion des yeux n'augmentait pas sensiblement leur maladresse. Ce qu'on appelait ataxie était, en somme, un ensemble des troubles dus, les uns à l'amplitude trop grande des mouvements qui étaient démesurés, les autres à l'asynergie. Dans tous ces mouvements, on retrouvait toujours la conservation de l'orientation vers le but.

Nous avons tenu, du reste, à rapporter nos observations telles qu'elles avaient été prises; c'est ce qui explique que l'ataxie ait été décrite dans les premières.

Nous ne reviendrons sur la question du *vertige* que pour constater que, le plus souvent, il nous a paru dû à une lésion du vestibulaire. Toutefois, dans un cas (Mer...), il y avait des crises de céphalée, vertiges et vomissements, avec accès jaksoniens et toujours accentuation des troubles cérébelleux et en particulier de la démarche ébrieuse, de la latéro-pulsion ; le malade serait tombé si on ne l'avait soutenu.

Quant aux *positions de la tête*, au torticolis, aux attitudes cérébelleuses, décrites par certains auteurs dans les tumeurs du cervelet, nous ne les avons jamais constatées, du moins dans le cas de tumeur de l'angle. Nous avons eu l'occasion de noter un fait de ce genre chez une malade, porteuse d'une tumeur infiltrée du IVe ventricule.

La *parole*, enfin, nous a paru, dans un cas seulement, prendre le caractère haché, scandé, explosif de la parole des cérébelleux.

Lorsque l'on constate des troubles de l'appareil cérébelleux ils existent du même côté que la tumeur et s'ils sont bilatéraux, comme cela se produit dans certains cas, ils prédominent toujours du côté où siège le néoplasme.

Signes de compression des voies motrices. — Il est fréquent de constater chez ces malades des troubles moteurs dans une moitié du corps. C'est généralement de l'*hémiparésie*. Elle siège, soit du même côté que les troubles des nerfs craniens, et c'est là le cas qui nous a paru le plus fréquent, soit du côté opposé. Elle est, du reste, souvent très légère et doit être recherchée avec soin. Simple diminution de la force musculaire dans les membres supérieurs et inférieurs, mais pas de paralysie vraie.

On note assez fréquemment de l'*hypotonie* du même côté ; il est difficile de dire de quelle cause elle relève.

Ces troubles sont-ils le résultat de la compression de l'hémisphère cérébelleux correspondant par la tumeur? Cette supposition paraît très satisfaisante quand l'hémiparésie siège du même côté que la tumeur, mais quand elle siège du côté opposé, il est naturel d'invoquer la compression des voies motrices dans le pont et la pyramide.

Mais il faut bien dire que ces explications ne sont pas complètement satisfaisantes, et lorsque l'on constate de l'extension de l'orteil du côté où siège la tumeur, on est un peu embarrassé, car il est difficile de la rattacher à la compression cérébelleuse. Celle-ci peut peut-être, en une certaine mesure, inhiber la motricité, amener même une exagération des réflexes ; mais le clonus du pied et le signe de Babinski auraient besoin, pour être expliqués, d'une irritation des voies motrices.

Nous pensons qu'il est bien osé de vouloir expliquer les faits dans de semblables tumeurs. Quand on examine les coupes de la protubérance et du bulbe dans des cas semblables, on y constate un tel bouleversement de tous les faisceaux constituants que l'on juge de la force de cette compression ; les rapports de ces différentes formations changent et il est difficile d'apprécier comment agissait cette compression ; d'autant que la contre-balançant, l'hypertension intra-cranienne se développe progressivement. Il suffit de constater sur les coupes du bulbe l'écrasement des pyramides sur la surface basilaire pour comprendre combien est difficile à interpréter l'action de la compression.

Quoiqu'il en soit, cette hémiparésie est plus fréquente du côté correspondant à la tumeur (cas Guid..., March..., Mer..., Lib...).

L'hémiparésie homolatérale qui paraît être la plus fréquente dans les tumeurs de l'angle pourrait très bien trouver son explication dans ce fait que la partie du pont qui subit la plus grande compression n'est peut-être pas celle sur laquelle repose la tumeur, car elle fuit devant elle ; et c'est alors la moitié opposée de la protubérance qui se trouve prise entre la poussée de la tumeur et la résistance osseuse. Nous ne donnons du reste cette explication que comme une hypothèse, mais elle nous paraît très plausible, d'autant que dans un de nos derniers cas où justement nous avons constaté des phénomènes d'irritation pyramidale homolatéraux nous avons trouvé à l'autopsie un œdème considérable de la moitié du pont correspondant à la tumeur qui augmentait encore la compression de la moitié opposée : ceci nous paraît analogue au fait publié par M. Babinski à propos d'un cas d'hémiplégie homolatérale par tumeur cérébrale.

Les troubles de la motilité peuvent même siéger des deux côtés. C'est ce qui arrive dans les derniers temps et ce seront alors les troubles des réflexes qui nous permettront d'en juger (cas Toch...).

Les réflexes tendineux sont généralement forts, aussi bien aux membres supérieurs qu'aux membres inférieurs. Dans certains cas, nous avons noté le clonus de la rotule et la trépidation épileptoïde. On a signalé quelquefois leur abolition.

Les réflexes cutanés semblent moins touchés.

L'extension du gros orteil est quelquefois ébauchée, se produisant par intervalles ; nous l'avons, dans un cas, trouvée très nette des deux côtés.

Il est un symptôme moteur que nous avons constaté dans un de nos cas et sur lequel nous tenons à insister particulièrement ; non pas que nous le considérions comme étant un symptôme propre aux tumeurs de cette région, mais à cause des erreurs de diagnostic que pourrait faire faire sa constatation dans un cas de ce genre si on n'était pas prévenu.

Il s'agit de *crises jacksoniennes*. Dans l'histoire d'un de nos malades, nous trouvons des crises ayant absolument ce caractère et se produisant dans le bras gauche pour envahir secondairement la jambe du même côté. Elles s'accompagnaient de déviation des globes oculaires en haut et à droite avec des mouvements de la face du côté droit.

Ces crises survenaient au cours d'accès plus violents de céphalée avec vertiges, nausées et vomissements elles laissaient, en se calmant, de la faiblesse dans le bras gauche. L'interprétation de semblables phénomènes est très difficile ; on ne peut en effet admettre qu'elles soient le résultat d'une compression directe du cervelet par la tumeur. La compresssion des voies motrices du pont et de la protubérance ne peut non plus être invoquée. Bien entendu, nous avons examiné l'écorce cérébrale de ce malade et n'avons trouvé, jusqu'ici, aucune lésion expliquant de semblables symptômes. Malheureusement, nous ne pouvons encore être absolument affirmatifs à ce sujet, notre examen n'étant pas terminé : l'étude des coupes sériées de cette région n'ayant pu être finie pour ce travail.

Nous avons recherché si on avait signalé des faits de ce genre et nous avons trouvé dans le *Bulletin de l'Académie de Médecine*, du 5 novembre 1901, p. 465, une discussion de Pitres, de Bordeaux, sur l'épilepsie au cours des lésions cérébrales non localisées à la région motrice. Cette discussion était soulevée par une observation du Professeur Dieulafoy qui avait présenté un malade ayant durant sa vie tous les signes d'une tumeur de la région motrice et qui, à l'autopsie, fut trouvé porteur d'une tumeur du lobe préfrontal. Il est d'avis que les convulsions d'épilepsie jacksonienne, qui avaient fait porter ce diagnostic erroné, peuvent avoir lieu assez souvent à la suite de lésions situées en dehors de la zone motrice et il en tire la conclusion qu'il ne faut accorder de valeur (pour la localisation) à ce symptôme que s'il survient toujours au même endroit avec la même progression, et s'il laisse le membre paralysé, s'il s'accompagne de monoplégie nette.

Lucas Championnière, dans la même discussion, prend la parole pour rapporter des cas de sa pratique personnelle ayant trait à des tumeurs cérébrales avec épilepsie jacksonienne nette dont deux étaient des tumeurs de la base. Nous regrettons qu'il n'y ait pas eu d'indication plus précise du siège de ces tumeurs; nous avons, du reste, trouvé d'autres faits de ce genre.

James Collier, dans un article des plus intéressants sur les faux signes de localisation des tumeurs cérébrales, étudie l'apparition d'épilepsie jacksonienne ou d'hémiépilepsie dans les cas de tumeur du mésencéphale et rapporte deux observations de ce genre où il s'agissait de tumeurs du cervelet et où l'autopsie ne montra pas autre chose, pour expliquer ces phénomènes qu'une distension ventriculaire considérable.

Cette explication est, du reste, déjà celle invoquée par Pitres et Championnière qui expliquaient, dans leur cas, l'épilepsie par une pression exercée de bas en haut par la tumeur qui poussait ainsi l'écorce motrice contre la voûte cranienne.

James Collier attire l'attention sur ces crises en recommandant de ne pas les confondre avec certaines convulsions locales de nature et d'ordre particuliers qui apparaîtraient dans les lésions du pont et du cervelet et qui en seraient la conséquence. Ces symptômes ont été décrits par Huglins Jakson et rapportés par Steewart et Holmes dans leur article sur la symptomatologie des tumeurs du cervelet.

Enfin Charles Mills, dans son article sur les tumeurs du

cerveau (1906), traite la question de l'épilepsie jacksonienne et dit qu'elle apparaît dans les tumeurs de l'angle ponto-cérébelleux. Deux cas auraient été observés par cet auteur, le premier a été rapporté par Weisenburg en 1905.

Dans le premier cas avec les symptômes généraux de tumeur cérébrale, les signes habituels de localisation des tumeurs ponto-cérébelleuses, on constatait un monospasme facial tirant la bouche vers la gauche et il y avait dans la main du même côté des mouvements, mais leur interprétation est restée douteuse et peut-être s'agissait-il de mouvements volontaires.

Le deuxième cas de Gibbon et Mills et dans lequel Gibbon enleva une tumeur du récessus cérébello-pontin, les auteurs avaient constaté de l'épilepsie jacksonienne ou spasme facio-brachial. Au moment de la crise convulsive, la face était tirée vers la gauche et le spasme passait dans le bras et la main du même côté; pendant plusieurs mois, ce malade eut des crises analogues; à la fin d'une ou deux de ces attaques, un spasme tonique envahit les deux côtés du corps. Le diagnostic fut, du fait de ce symptôme, longtemps hésitant et on pensa à la possibilité d'une tumeur préfrontale envahissant les centres moteurs du bras et de la face par propagation de voisinage, puis on revint au diagnostic de tumeur de l'angle qui était exact, puisqu'une tumeur fut trouvée à l'opération.

Le premier de ces deux cas nous paraît très sujet à la critique et il est très possible qu'il s'agisse d'un spasme du facial dont l'apparition s'explique alors très bien.

Dans le second, il semble bien qu'il s'agisse de crises d'épilepsie jacksonienne.

Dans notre cas, le phénomène est encore plus difficile

à interpréter, puisqu'il y avait des mouvements du bras gauche, et de la déviation des yeux avant tout en haut et à droite. Ce qui semble devoir être incriminé comme cause de ces phénomènes, c'est l'hypertension intracranienne. Du reste, assez fréquemment, on a cité des crises d'épilepsie généralisée dans le cas de tumeur s'accompagnant de grosse hypertension cérébrale. Il est vraisemblable que, dans ces cas, l'épilepsie jacksonienne n'a plus de valeur pour la localisation et qu'elle est, comme l'épilepsie généralisée, un signe traduisant l'hypertension intracranienne. Nous ajouterons que dans notre cas, il y avait une grosse hypertension, que les circonvolutions étaient aplaties, les sillons effacés, les ventricules latéraux un peu dilatés. De plus, il existait un foyer hémorragique datant probablement de quelques mois dans l'hémisphère cérébelleux gauche, juste en arrière et au-dessous du point où la compression de la tumeur s'exerçait.

Troubles de la sensibilité générale. — Ils sont le plus souvent légers et se présentent sous forme de paresthésie et d'hypoesthésie localisées à une moitié du corps, tantôt du côté de la tumeur, tantôt du côté opposé.

Pour Hartmann, ils seraient assez fréquents au début de l'affection et dans les aggravations aiguës on a noté plusieurs fois des troubles de la sensibilité profonde (notion de position et direction des mouvements). Dans le premier de nos cas (Guid...), on notait une diminution nette de la sensibilité tactile et douloureuse dans la moitié droite du corps et en particulier au niveau de la jambe ; par contre, il n'y avait pas de troubles de la notion de position des différents segments du membre. Ces troubles étaient localisés au côté où siégeait la tumeur.

Nous avons retrouvé notée dans certains cas, de *l'atro-*

phie musculaire ; il est difficile de l'expliquer, nous la citons comme simple fait de constatation.

Il est enfin un symptôme que nous n'avons vu signaler dans aucune des observations que nous avons lues et que nous avons constaté chez (Toch...) Il s'agit d'une *glycosurie* qui sembla nettement s'être installée dans le cours de son affection et qui devint progressive : en janvier une analyse révélait 34 gr. 72 de sucre par litre d'urine et au mois de mai 77 gr. 50.

Le malade ne présentait, du reste, aucun autre signe de diabète; nous ne voudrions pas affirmer qu'il s'agissait là d'une glycosurie d'origine centrale; toutefois, on peut se demander si l'irritation du IVe ventricule qui, dans ce cas, était particulièrement étiré et déformé par la compression, ne pourrait en être la cause.

B. — **Symptômes généraux.**

Ce sont ceux que l'on rencontre dans tous les cas de tumeurs cérébrales et ils semblent ne pas emprunter à la localisation de la tumeur des caractères spéciaux; peut-être toutefois ce néoplasme influe-t-il sur leur date d'apparition.

Céphalée. — Elle est généralement un signe précoce et qui fait rarement défaut. Toutefois, elle est sujette à des variations suivant les périodes de l'affection et dans un de nos cas (Guid...), elle faisait défaut.

Ce sont généralement des douleurs vives à caractère gravatif, sensations douloureuses de poids, de coups, que le malade perçoit même au repos et qui augmentent au moindre mouvement, souvent même quand il remue les yeux. Parfois, sensation d'éclatement de la tête.

La douleur a un siège variable; toutefois, avec assez de fréquence, elle est occipitale, dans la nuque, surtout dès le début et au bout de quelque temps, elle devient frontale et surtout rétro-oculaire.

Nous avons vu qu'elle était influencée par la lumière et le mouvement, mais elle subit en outre des périodes d'exacerbation, crises véritablement intolérables, obligeant le malade à rester au lit,et s'accompagnant généralement d'autres symptômes, vertiges, vomissements, etc.

Les auteurs ont signalé le réveil de la douleur en un point précis par la percussion du crâne. Nous ne l'avons pas constatée chez nos malades. Pour Grainger Steewart et Holmes, elle siégerait fréquemment du côté de la tumeur. Nous n'avons pas constaté dans nos cas ce que Sorgo avait signalé : l'influence de la position du corps sur l'apparition des maux de tête. Chez son malade, ils survenaient dès qu'il était couché dans la position dorso-latérale droite et il en concluait que le néoplasme siégeait du côté opposé à cette position.

Nous avons dit que cette céphalée subit des variations dans son intensité ; il est, en effet, des périodes où elle s'atténue considérablement au point que le malade peut reprendre ses occupations pour revenir de nouveau au bout de plusieurs mois, et nous pourrions citer comme exemple de cette accalmie l'observation rapportée par Cruveilhier (1830) où il y eut une rémission de la céphalée durant deux années puis une reprise des symptômes.

Vomissements. — Ils sont considérés généralement comme fréquents. Nous ne les avons toutefois rencontrés que dans quatre de nos observations (cas III, V, VI et VII) où ils survenaient accompagnés de vertiges et seulement au cours de grandes crises de céphalée. Ils précédaient même quelquefois les crises convulsives que nous avons décrites.

Ils ont généralement le caractère des vomissements cérébraux, ce sont des vomissements en fusée et faciles; toutefois, dans certains cas, ils étaient excessivement pénibles et douloureux; ils ne présentaient, du reste, aucun caractère spécial dans ces cas.

Vertiges. — Ils sont fréquents également dans ces tumeurs; du reste, nous les avons décrits à propos des signes de localisation, car il ne nous semble pas que l'on doive, dans ces cas, les considérer uniquement comme des symptômes d'hypertension.

Œdème papillaire. — C'est certainement après la céphalée le signe le plus fréquent et c'est de beaucoup le plus important, car il est vraiment le seul symptôme qui permette de porter un diagnostic certain d'hypertension cérébrale. La fréquence avec laquelle on le rencontre serait plus grande pour les tumeurs cérébelleuses que pour les tumeurs cérébrales et le chiffre admis par les auteurs comme moyenne est environ de 87 p. 100.

Si on compare les tumeurs intra et extra-cérébelleuses, on voit que c'est surtout dans ces dernières que la stase papillaire est trouvée le plus souvent, et généralement elle présente son maximum du côté correspondant à la tumeur. Quelquefois même, elle est uni-latérale, tout au moins durant un certain temps.

Cet œdème papillaire est progressif et souvent assez rapide comme évolution ; il a l'aspect caractéristique : papille floue, surélevée, saillante, avec des veines dilatées, sinueuses, formant des coudes à la périphérie ; il s'accompagne, bien entendu, d'une diminution de l'acuité visuelle qui reste souvent latente et dont le malade se rend très mal compte, mettant ces troubles visuels sur le compte de la fatigue, de l'anémie, il parle de brouillard, de voile, etc... Souvent, c'est par hasard que le malade s'en aperçoit ; c'est ce qui arrive lorsqu'elle est unilatérale.

Ce ne sont pas du reste des caractères propres aux troubles visuels de cette variété de néoplasmes, mais ils se rencontrent dans toutes les tumeurs cérébrales.

Cet œdème aboutit à la cécité complète et la marche en est souvent rapide ; le malade ne conserve plus alors qu'une vague sensation de lumière qui peut persister quelque temps. Assez souvent la stase est plus prononcée d'un côté et l'on serait tenté d'en conclure que c'est du côté de la tumeur comme dans les observations VII et VIII, mais cela est très variable.

L'œdème papillaire peut faire absolument défaut dans les tumeurs de l'angle ponto-cérébelleux et les observations de cas analogues ne sont pas très rares ; une de nos observations (cas Toch...) relatait un fait semblable : l'œdème papillaire ne survint que tout à fait à la fin, et c'est seulement dans les derniers jours que l'examen ophtalmoscopique montra des vaisseaux dilatés et des hémorragies.

On n'avait jamais constaté chez ce malade que des troubles du fond de l'œil qui semblaient devoir être mis sur le compte d'une neuro-rétinite se traduisant par des placards blancs. Le malade présentait du sucre ; il s'agissait peut-être là de neuro-rétinite diabétique.

En tout cas, ce ne sont pas des troubles dépendant de l'hypertension cérébrale et nous ne les avons jamais vus signalés dans toutes les observations que nous avons dépouillées. Nous avons constaté de même dans ce cas d'une manière précoce de la *dyschromatopsie* sur laquelle a insisté Cusching comme signe précoce et fréquent de tumeur cérébrale : le malade était peintre en cartes postales et s'était aperçu que, depuis quelque temps, il ne jugeait plus bien de ses couleurs.

L'importance de la recherche de l'œdème papillaire est capitale et nous y reviendrons au moment du traitement, car c'est elle qui fera décider l'intervention. L'examen du fond de l'œil devra donc être fait fréquemment, et c'est par lui encore que l'on jugera de l'efficacité du traitement.

Quelle que soit la théorie pathogénique à laquelle on se rattache pour expliquer cette stase papillaire, l'hypertension cérébrale est toujours un facteur capital et l'action du traitement décompressif en est une preuve indubitable. Il reste cependant une donnée inconnue,car si la décompression fait disparaître la stase papillaire, celle-ci, nous l'avons vu, peut manquer alors que l'hypertension est très grande et dans les cas que nous avons examinés, elle était apparue d'une façon précoce chez des malades où la tumeur était relativement petite (cas Mer... B...), alors qu'elle ne survint qu'à un stade ultime dans un cas (Toch...) où la tumeur était particulièrement volumineuse.

Dans ces cas, on ne peut invoquer le siège différent de la tumeur, puisque toutes sont développées au même endroit.

Le ralentissement du pouls que l'on décrit dans le syndrome d'hypertension cérébrale ne nous semble pas fréquent. Stanilowski, dans 40 cas, rapportés dans son travail, ne le retrouva que 6 fois et même l'accélération du pouls était notée 4 fois.

Il faut bien dire que dans nombre d'observations il n'était pas mentionné. Dans nos cas, nous n'avons trouvé aucun changement notable.

Torpeur. — Elle ne se rencontre généralement que dans un stade avancé de l'affection et n'a rien de caractéristique; elle est même généralement peu accentuée ; il y a une tendance marquée à la somnolence.

Ponction lombaire. — Elle révèle l'hypertension cérébrale. En effet, le plus souvent elle donne issue à un liquide sortant en jet, mais cette hypertension est variable suivant les cas ; il est du reste quelquefois difficile de l'apprécier à l'œil et on s'est servi avec avantage de manomètres pour en évaluer le degré. Il ne faut du reste pas oublier que la ponction lombaire peut ne donner aucun renseignement à ce sujet, l'hypertension cérébrale n'étant pas forcément en rapport avec la tension intra-rachidienne. On explique généralement ces faits par l'absence de communication entre les deux cavités.

Le liquide céphalo-rachidien qui s'écoule ainsi est généralement d'apparence normale : dans un cas, chez la malade de l'observation VI, il était légèrement teinté de jaune sans contenir de globules rouges et présentait un certain degré de coagulation massive.

On ne trouve généralement aucun élément cellulaire et cette constatation nous servira au moment du diagnostic.

Fréquemment en constate la présence d'albumine dans le liquide de ces malades. Dans le cas (Toch...), nous avions trouvé une augmentation très marquée de la quantité du sucre.

Il nous reste à étudier les **troubles mentaux**, qui sont un symptôme important et que l'on retrouve dans toutes les variétés de tumeurs cérébrales avec une fréquence plus ou moins grande.

De nombreux et importants travaux ont été faits à ce sujet et les statistiques qui ont été dressées donnent des résultats très variables suivant les auteurs. Tout d'abord, l'existence des troubles mentaux considérée comme une rareté par les premiers auteurs, a été ensuite retrouvée avec une fréquence de plus en plus grande. Ce fait tient probablement à ce que l'on ne comptait autrefois comme troubles mentaux que des phénomènes très accentués, des psychoses nettement définies, alors que dans la suite on a examiné avec plus de soin les malades au point de vue mental. On a peut-être même été trop loin dans certains cas, et il est des états qui peuvent peut-être relever de la torpeur inhérente à cette affection et de la surdité et la cécité qui font de ces malades des isolés.

Il est certain que parmi les tumeurs qui s'accompagnent le plus fréquemment de troubles mentaux il faut placer en tête les tumeurs du lobe frontal, mais celles de l'angle ponto-cérébelleux, malgré leur éloignement de la convexité, en sont quelquefois accompagnées.

Les états les plus divers ont été décrits et il en est un qui semble peut-être le plus fréquent, c'est le *puérilisme*, décrit par Dupré avec affaiblissement intellectuel, torpeur, inertie de la volonté, quelquefois automatisme ambulatoire. De nombreuses observations ont été rapportées d'états délirants véritables. Westphal en rapporte deux cas dont un au cours d'une tumeur de l'angle ponto-cérébelleux ; il s'agissait d'un malade de 33 ans qui présentait des phénomènes d'agitation aiguë avec hallucinations, il craignait d'être empoisonné, assassiné, etc. ; il poussait des cris inarticulés, puis succéda une période de calme suivie de nouveau par un accès de folie furieuse remplacée à son tour par une période de négativisme et mutisme ; il refusa les aliments, s'infecta et finit par mourir. Ce malade est assez intéressant, car c'était un syphilitique avoué ; il présentait des pupilles inégales mais réagissant bien à la lumière, et ses réflexes des genoux et des tendons d'Achille étaient abolis ; on pouvait se demander s'il ne s'agissait pas d'une association.

Son autre cas est celui d'une jeune fille de 26 ans qui était atteinte de neuro-fibromatose et qui présenta des troubles délirants survenus en même temps que sa maladie. Elle était dans un état d'excitation furieuse qui nécessita son admission dans un asile. Elle avait de l'inégalité pupillaire avec réaction lumineuse conservée, abolition des réflexes patellaires des deux côtés. Dans ce cas, l'abolition des réflexes des deux côtés et l'inégalité pupillaire peuvent s'expliquer par des lésions périphériques des nerfs qui étaient innombrables.

Dans un de nos cas (B...), la malade présenta des troubles mentaux très accentués sur lesquels nous avons insisté, ils étaient de nature à égarer le diagnostic et ils l'ont du reste tenu quelque temps en suspens. Dans ce cas, on aurait pu, au besoin, penser à la paralysie générale.

Nous en avons également observé un cas très net chez une malade que nous suivons encore et qui présente tous les symptômes d'une tumeur de l'angle ponto-cérébelleux, et nous en avons signalé dans notre observation V.

§ 4. — Évolution.

L'évolution de ces tumeurs est généralement lente et progressive et elle se prolonge souvent durant des années. Hartmann donne comme durée de 2 à 8 ans.

Les débuts sont tellement frustes que les malades, comme nous l'avons vu, peuvent les ignorer jusqu'à ce qu'ils leur soient brusquement révélés par le hasard.

Tout, du reste, est en faveur de la lenteur de leur évolution. La tolérance des éléments nerveux comprimés en est une des preuves les plus éclatantes. Il est vraiment curieux de voir combien, avec des déformations considérables du cervelet, de la protubérance et des nerfs craniens, les troubles fonctionnels sont légers. L'examen microscopique de ces régions nous montrera qu'il n'y a pas de destruction à proprement parler, mais un refoulement, un remaniement de tous les systèmes de fibres de ces différentes formations qui font qu'elles ont pu fuir en partie devant la compression. Ce travail n'a pu se faire qu'avec une très grande lenteur et a dû se prolonger durant des années.

Nous avons toutefois noté dans nos cas des évolutions un peu spéciales.

Dans le cas (Mér...), il y avait un fait très intéressant : les poussées successives et répétées que présentait ce malade et durant lesquelles tous les symptômes généraux : céphalée, vomissements, vertiges, augmentaient et s'accompagnaient des crises que nous avons décrites et de l'accentuation des troubles cérébelleux. Il semblait s'agir là de véritables crises cérébelleuses qui duraient une journée, puis se calmaient pour deux ou trois jours. L'explication de ces poussées est assez difficile à donner ; toutefois, dans ce cas, l'examen anatomo-pathologique nous a révélé des particularités que nous n'avons pas retrouvées dans les autres cas ; tout d'abord, dans la tumeur elle-même il existait un processus vasculaire très remarquable, avec vaisseaux dilatés, hémorragies, vaisseaux en voie d'oblitération partielle, puis complète, de véritables tourbillons fibrillaires s'organisant dans certains cas dans leur lumière. Un autre fait important est tiré de l'examen du cervelet dans lequel on trouvait en plein pédoncule moyen une forte hémorragie en arrière de la tumeur et qui, certainement présentait avec elle des rapports. Il est possible que ces faits ne soient pas étrangers à la production de ces crises : l'évolution de cette tumeur paraissait particulièrement rapide et le processus vasculaire intense témoignait de son activité et avait peut-être été cause, par la production de l'hémorragie cérébelleuse, de cette évolution un peu spéciale.

Dans un autre cas (Toch...) la marche de l'affection a été particulièrement foudroyante, puisqu'elle paraît avoir évolué en moins d'un an. Dans ce cas, l'aspect macroscopique de la tumeur est tout à fait différent de celui constaté dans les autres néoplasmes ; la richesse extraordinaire de sa vascularisation et la présence d'une série de lacs sanguins dont un, le plus inférieur, était un véritable caillot, explique, dans une certaine mesure, cette marche anormale et la progression par poussées successives. Les différents foyers hémorragiques présentaient, en effet, des caractères qui permettaient de les considérer comme s'étant produits à des époques différentes. Le caillot le plus inférieur qui était tout récent comprimait les nerfs mixtes et c'est à lui probablement qu'a été due l'aggravation terminale dans laquelle sont apparus les troubles laryngés et qui a déterminé la mort.

Le développement de symptômes d'irritation dans le domaine de ces nerfs marque, en effet, généralement le stade ultime de cette affection. A ce moment, le malade est toujours confiné au lit, non par paralysie vraie, mais par asthénie. On note assez souvent un état de torpeur de plus en plus marqué, de somnolence invincible, le malade est de plus en plus indifférent et quelquefois des troubles sphinctériens s'installent.

La mort survient généralement dans le coma qui succède à l'accentuation de l'état de torpeur. On note parfois la mort subite.

Toutefois, assez souvent une complication broncho-pulmonaire, facilitée par le décubitus prolongé et les troubles de la déglutition, emporte le malade en quelques jours. Il est à noter au cours de l'évolution de ces tumeurs l'apparition de douleurs névralgiques, qui semblent devoir être mises sur le compte de l'hypertension. C'est ainsi qu'assez fréquemment on note de la douleur dans la nuque et les épaules.

Dans un de nos cas (Lib...), dans les derniers mois, la malade souffrit d'une sciatique excessivement douloureuse de la jambe droite, qui peu après devenait bilatérale.

Tel est le tableau clinique de ces tumeurs. On comprend que, devant la précocité des signes auditifs et leur intensité primant toujours les autres symptômes, on ait dénommé ces tumeurs du nom de tumeurs de l'acoustique, d'autant que l'autopsie confirmait encore cette supposition en montrant les rapports si intimes du VIIIe nerf avec le néoplasme.

C'est donc une donnée qu'il faudra se rappeler pour faire le diagnostic : la surdité unilatérale relevant d'une lésion profonde est le premier symptôme, suivi rapidement de phénomènes de compression des Ve, VIe et VIIe nerfs craniens ; puis apparaissent les phénomènes cérébelleux ; dans une troisième période, le syndrome d'hypertension s'installe et se complète, ce n'est que tardivement que les troubles hémiplégiques apparaissent.

Si l'on voulait schématiser l'évolution en plusieurs stades, on aurait :

1° Stade de compression nerveuse, surtout du VIIIe ;

2° Stade de compression cérébelleuse ;

3° Stade d'hypertension cérébrale ;

4° Stade de phénomènes parétiques ;

5° Stade terminal avec compression des nerfs mixtes.

DIAGNOSTIC

On voit par l'étude clinique qui vient d'être faite que les tumeurs de la région de l'angle ponto-cérébelleux ont un ensemble de symptômes, on peut dire *un syndrome* qui, lorsqu'il est au complet, semble devoir imposer le diagnostic :

Compression du nerf de la VIIIe paire et des nerfs craniens V, VI, VII.

Troubles cérébelleux marqués.

Légers troubles des voies motrices.

Syndrome d'hypertension cérébrale.

Le diagnostic est encore rendu plus probable s'il s'agit d'un individu ayant passé 30 ans, et si les symptômes qu'il présente sont survenus avec la progression que nous avons indiquée, la durée de l'affection est en effet en faveur d'une tumeur de l'angle ponto-cérébelleux.

Il est un fait enfin qu'il faut bien savoir, c'est que tous les troubles dans le fonctionnement des nerfs craniens, en dehors de ceux de la VIIIe paire qui sont intenses, sont le plus souvent ébauchés ; la paralysie faciale entre autres est généralement si peu marquée qu'elle reste parfois douteuse : il faut la rechercher de très près.

La constatation d'une paralysie faciale complète ou d'une paralysie absolue du moteur oculaire externe doit d'emblée faire douter du diagnostic de tumeur de l'angle ponto-cérébelleux.

Le diagnostic de tumeur en cette région semble donc facile et de fait il en est assez souvent ainsi : mais il ne faut pas oublier qu'il y a de très nombreuses causes d'erreur et que l'on a publié des observations assez nombreuses où le diagnostic fait durant la vie avait été montré inexact à l'opération dans les cas où elle avait été pratiquée ou à l'autopsie.

I. — **Une première difficulté du diagnostic vient de ce que le syndrome que nous venons de décrire peut être réalisé par des tumeurs développées non plus dans cette région, mais à l'intérieur même de la substance cérébrale.**

1° *Les tumeurs intra-cérébelleuses* qui semblent être les plus fréquentes sont toujours très difficiles à distinguer des tumeurs de l'angle et les auteurs ont depuis longtemps cherché à trouver des signes de différenciation qui permettent d'établir ce diagnostic.

Il n'en est pas de vraiment pathognomonique et on ne peut arriver à une certitude absolue. C'est par une analyse minutieuse de chaque symptôme que l'on pourra arriver à conclure pour l'une ou l'autre de ces tumeurs.

Les symptômes de localisation au niveau des nerfs crâniens et survenant précocement sont plus en faveur d'une tumeur extra-cérébelleuse.

Par contre l'apparition, comme symptômes de début, de troubles cérébelleux, asynergie, mouvements démesurés, adiadococinésie, etc., est plutôt en faveur d'une tumeur intra-cérébelleuse surtout s'ils persistent des mois sans que d'autres symptômes de compression locale apparaissent.

Il nous semble, d'après les observations publiées, que

les attitudes décrites par Hughins Jackson, quand elles existent, sont très en faveur de cette dernière localisation; toutefois les observations où on a signalé le renversement de la tête, l'occiput reposant sur l'épaule du côté malade et la face tournée du côté opposé et dont Weisenburg rapporte deux cas très nets peuvent se voir également dans les tumeurs extra-cérébelleuses.

Ce diagnostic est encore plus difficile quand il s'agit de tumeurs (elles sont loin d'être rares) qui consistent en une infiltration souvent gliomateuse du pourtour du quatrième ventricule, car dès le début on peut avoir ainsi presque toute la symptomatologie des tumeurs de l'angle. VI, VII nerfs craniens, troubles vestibulaires, phénomènes cérébelleux.

Toutefois, on pourra se rappeler que, dans ces derniers cas, on a le plus souvent un syndrome d'hypertension des plus accentués avec une stase papillaire généralement beaucoup plus précoce plus intense et bilatérale. Enfin, il s'agit souvent d'individus jeunes ayant de 15 à 25 ans.

Mais, nous le répétons, ce diagnostic repose sur des nuances et il est souvent très difficile pour ne pas dire impossible; en tout cas, il semble que l'on ne puisse devenir affirmatif que lorsque l'évolution dure déjà depuis des mois sans aggravation très marquée, car cette progression lente ne va guère avec les tumeurs intra-cérébelleuses et est plus en faveur d'un néoplasme extra-cérébelleux.

2° *Les tumeurs intra-protubérantielles* sont également quelquefois très difficiles à distinguer.

Toutefois, dans ces cas, il y a généralement une intensité des troubles moteurs qui est assez grande, presque toujours bilatérale et qui doit éveiller l'attention; mais on comprend que l'on puisse encore avoir un tableau clinique très comparable; nous pourrions citer l'observation d'une petite malade de 11 ans que nous avons vue dans le service du docteur Babinski et qui présentait en somme un syndrome qui aurait pu faire penser à une localisation au niveau de l'angle.

Syndrome d'hypertension cérébrale :

Céphalée.

Vomissements.

Névrite optique.

Symptômes des nerfs craniens :

Parésie faciale droite.

Surdité droite incomplète mais très marquée.

Paralysie de la VIe paire droite avec strabisme interne.

Voile du palais un peu tombant à droite.

Symptômes cérébelleux :

Adiadococinésie droite.

Symptômes moteurs :

Très nets.

Grosse diminution de la force musculaire du côté droit.

Surtout faiblesse du bras droit.

L'autopsie montre que dans ce cas il s'agissait d'une vaste infiltration néoplasique de la protubérance remontant dans l'hémisphère cérébral.

Nous n'avions pas cru devoir porter le diagnostic de tumeur de l'angle ponto-cérébelleux avec assurance parce que nous étions frappés par l'intensité des troubles moteurs surtout au niveau du bras droit et le peu d'importance des troubles cérébelleux, l'adiadococinésie étant peu marquée, et pouvant être mise sur le compte de la parésie du bras droit.

3° *Les tumeurs situées au-devant des protubérances* sur la partie médiane ne sont pas excessivement rares (tubercules, anévrismes basilaires, etc.) et peuvent également être assez délicates à écarter.

Sans doute on aura une bilatéralité des phénomènes: double irritation des voies motrices; compression des VIe, VIIe et VIIIe nerfs des deux côtés, mais nous savons que cette bilatéralité de symptômes peut se rencontrer dans les tumeurs de l'angle ponto-cérébelleux et le cas (March...) en était en bel exemple.

On voit donc combien il faut discuter avec soin non seulement chaque symptôme, mais encore l'ordre dans lequel il est apparu, car ce n'est que par ce moyen que l'on pourra arriver à un diagnostic qui restera de probabilité.

4° *Des tumeurs osseuses de la base du crâne* peuvent dans certains cas réaliser un tableau très voisin et nous ne pouvons mieux faire que de résumer l'observation d'un malade d'une soixantaine d'années que nous suivons actuellement dans le service de notre maître le docteur Babinski et qui depuis plusieurs mois souffre de maux de tête intolérables durant jours et nuits; quelquefois ces céphalées s'accompagnent de vomissements.

Il présente une paralysie faciale gauche intense avec bouche fortement déviée, l'occlusion de l'œil gauche est impossible. Il présente une hémianesthésie de la face du côté gauche à toutes les sensibilités et il a une kératite neuro-paralytique; paralysie complète de la VIe paire; troubles de la parole, de la déglutition; au laryngoscope, on constate une paralysie complète de la moitié gauche du larynx, du pharynx et du voile.

Un peu de diminution de l'ouïe à gauche, mais troubles

du vertige voltaïque montrant une atteinte des voies vestibulaires.

Pas de signes d'hypertension cranienne, pas d'œdème de la papille, pas de troubles parétiques ni cérébelleux.

État cachectique, teinte néoplasique, déformation de l'os malaire et de l'os zygomatique gauche qui sont saillants. L'examen radioscopique montre une opacité plus grande dans cette région.

Au speculum nasi on découvre une surface bourgeonnante nettement néoplasique qui fait faire le diagnostic et montre que les nerfs V, VI, VII, VIII, et mixtes sont atteints ailleurs qu'à l'angle, vraisemblablement à leur sortie de la base du crâne.

5° Ce ne sont du reste pas seulement les tumeurs du voisinage immédiat, de la fosse cérébelleuse, qui sont difficiles à éliminer. Les auteurs ont rapporté des observations vraiment troublantes où on trouva à l'autopsie *une tumeur sustentoriale* chez des malades ayant, durant leur vie, présenté un syndrome de la base unilatéral, et James Collier en rapporte deux observations des plus typiques, où un syndrome de l'angle ponto-cérébelleux : nerfs craniens VI, VII, VIII, troubles cérébelleux du même côté, syndrome d'hypertension cérébrale, étaient dus à une tumeur développée dans la région frontale de l'hémisphère correspondant et il explique ce fait par la compression exercée par l'intermédiaire de la tente du cervelet sur la moitié correspondante du mésencéphale.

6° Le diagnostic est encore souvent très difficile avec la *syphilis diffuse, surtout de la base et les méningites basilaires :* des observations ont été citées (Mills, Weisenburg) où les symptômes qu'elle déterminait simulaient une lésion de l'angle ponto-cérébelleux.

Il s'agissait d'un homme, ayant des céphalées, nausées, vomissements, vertige, œdème de la papille, une paralysie faciale gauche, surdité surtout marquée à droite, avec ophtalmoplégie bilatérale interne et externe, troubles cérébelleux gauches, hémi-asynergie, incoordination dans la station et la marche, réflexes tendineux des membres supérieurs et inférieurs abolis, réflexes plantaires incertains, paresse mentale.

A l'autopsie on trouva de la méningite basilaire, caractérisée par de l'infiltration cellulaire.

Sans doute, dans ce cas, certains signes devaient attirer l'attention et faire douter d'une semblable localisation :

La prise bilatérale des nerfs craniens avec une VIIIe paire atteinte du côté opposé aux lésions les plus abondantes ;

Les troubles des réflexes et les réactions pupillaires absentes.

Mais nous avons vu des observations où, avec une tumeur trouvée à l'autopsie, on avait eu durant la vie un tableau clinique très analogue.

7° Il ne faut pas oublier qu'une *méningite séreuse*, une *hydrocéphalie acquise* peut réaliser par l'hypertension simple, sans qu'il existe de néoplasme, un ensemble de troubles très comparables à ceux des tumeurs de l'angle ponto-cérébelleux ; céphalée, vomissements, œdème de la papille, troubles des nerfs de la base, V^e^, VIe, VIIe, VIIIe, etc.

Déjà ces faits étaient signalés par Oppenheim dans son livre sur les maladies du système nerveux et depuis des travaux ont été publiés (Raymond) et des observations ont été rapportées (Souques et Vincent, Claude et Baudoin) de pseudo-tumeurs cérébrales. Récemment encore Vincent publiait le cas d'une malade ayant un syndrome d'hypertension intracranienne avec paralysie des VIe et VIIe paires gauches, paralysie des deux VIIIe paires, et à l'autopsie de laquelle on ne trouva aucune tumeur ; à ce propos, Vincent cherche s'il n'existe pas un moyen de différencier les paralysies des nerfs craniens par hypertension simple de celles dues à une compression par tumeur et, tout en reconnaissant la grande difficulté qu'on rencontre, il invoque l'intensité plus grande des dernières avec coexistence de troubles électriques ; et, d'autre part, l'association de douleurs dans les membres, d'hyperesthésie cutanée et musculaire avec paralysies par hypertension simple.

Cette distinction est peut-être un peu artificielle. Nous n'avons en effet jamais constaté dans nos cas de tumeur de l'angle de paralysies assez intenses pour s'accompagner de troubles électriques, et, d'autre part, dans certaines de nos observations, nous avons noté des douleurs dans les membres inférieurs à type sciatique, ces troubles dus à l'hypertension venant s'ajouter à la compression de la tumeur.

II. — Ce qui cause les erreurs de diagnostic.

1° *C'est tout d'abord une mauvaise interprétation des signes constatés et en particulier des signes de localisation.*

James Collier insiste tout particulièrement sur ce point dans son article sur les faux signes de localisations intracraniennes. Il nous semble que ses conclusions sont des plus justes.

Il ne faut pas accorder de valeur absolue à un signe ou à des signes de localisation survenant longtemps après le début des symptômes généraux. On risque en effet de se tromper, et les symptômes constatés sont souvent secondaires à des lésions variées : vasculaires, méningitiques, œdémateuses, ou sont dus à l'hypertension cérébrale, et nous avons dit que dans les cas de tumeur de l'angle ponto-cérébelleux ces causes, et particulièrement l'hypertension, devaient entrer probablement en ligne de compte pour expliquer l'apparition de certains symptômes du côté opposé à la tumeur.

Si donc en présence d'un syndrome d'hypertension cérébrale, on est des mois sans voir apparaître de symptômes de localisation, on devra penser à une tumeur supra-tentoriale.

Il ne faudra donc accorder de valeur qu'à des signes survenus dès le début.

Il faut, d'autre part, bien dire que des signes de localisation, très nets au début, peuvent secondairement être voilés en partie par les symptômes généraux qui peuvent prendre le dessus et égarer ainsi le diagnostic.

2° *L'absence d'un symptôme capital* peut encore être une cause d'erreur.

L'absence d'œdème de la papille est le plus important et il n'est pas rare.

On comprend combien alors est difficile le diagnostic dans ce cas où l'existence d'une tumeur est même douteuse; on pourrait en effet mettre les accidents constatés sur lecompte d'une lésion (ramollissement ou hémorragie) siégeant dans la protubérance, par exemple.

Dans une observation dont nous donnons ici un résumé, le diagnostic aurait pu être très embarrassant si nous n'avions pas assisté presque au début de l'affection.

Il s'agit d'une femme de 56 ans, souffrant déjà depuis quelques mois de céphalée. Le 20 mai 1909, élancements violents dans la moitié gauche de la face et surtout sous l'œil ; crises avec secousses survenant toutes les deux ou trois heures comme un éclair; le soir, après une crise plus violente, elle reste paralysée, d'un seul coup (déviation de la figure) :

Elle doit rester au lit quatre jours pour des troubles de l'équilibre survenus en même temps, quand elle se relève elle marche en festonnant.

A l'examen du 15 *mai* 1910 :

On constate : paralysie faciale gauche complète (facial supérieur et facial inférieur), paralysie de la XIe paire, syndrome d'Avellis, paralysie du sterno-cleido-mastoïdien, mais pas du trapèze ; à gauche, léger degré d'hémi-atrophie linguale.

La force musculaire est un peu diminuée mais d'une façon globale, pas d'hémiplégie.

La malade marche en festonnant, elle a perdu l'équilibre ; diadococinésie mauvaise ; pas de tremblement ; la sensibilité est intacte ; réflexe sclérotico-cornéen disparu à gauche et très diminué à droite ; pas de troubles de la vision, il n'y a pas de stase papillaire ; surdité gauche, très grande résistance au vertige voltaïque. Les réflexes tendineux sont un peu forts partout, mais pas de clonus à gauche ni de signe de Babinski.

Comme on le voit, la paralysie faciale gauche, la surdité gauche, la paralysie de la XIe paire gauche, les troubles cérébelleux, sont en effet un ensemble impressionnant et si ce n'était l'absence de troubles papillaires et le début brusque, on aurait pu penser à une tumeur.

3° *La prédominance d'un symptôme* peut encore troubler le diagnostic.

Une surdité unilatérale persistant sans autre signe appréciable peut être rattachée à une lésion locale.

Un spasme facial apparaissant comme unique symptôme est un fait signalé par les auteurs et nous avons vu dans une de nos observations (Via...) cet hémispasme facial prendre une importance capitale et sembler au premier abord être toute la maladie. Dans d'autres cas, nous avons vu la difficulté qu'avaient éprouvée certains auteurs à les différencier de convulsions épileptiformes localisées à la face.

Une névralgie de trijumeau peut également être la cause d'erreurs et le cas rapporté récemment par Weisenburg en est un exemple frappant.

Il s'agissait d'un homme de 35 ans souffrant d'une névralgie du trijumeau particulièrement intense et rebelle à tous les traitements et qui dura six ans. A l'autopsie, une tumeur de l'angle ponto-cérébelleux fut trouvée au niveau des racines du Ve nerf auquel elle adhérait. Chez ce malade, on avait essayé tous les traitements, il avait été opéré six fois (sections périphériques des différentes branches de ce nerf) et on lui avait auparavant arraché successivement toutes les dents. Les douleurs ne cédant pas et conservant leur caractère intolérable, on fit une nouvelle opération et on extirpa une portion du ganglion de Gasser. Il en résulta une anesthésie de la face et des muqueuses correspondantes, mais les douleurs réapparurent bientôt aussi intenses.

Nouvelles interventions avec résection de la branche auriculo-temporale, le malade continuait à souffrir. Entre temps il perd l'œil par kératite neuro-paralytique et on doit le lui extirper.

Au second plan, on notait un peu de parésie faciale, mais seulement dans les derniers temps et le malade accusait une diminution de l'ouïe du même côté. Il tomba finalement dans un état d'excitation avec troubles mentaux intenses et mourut au bout d'un mois.

Ce cas est particulièrement intéressant pour plusieurs raisons.

D'abord, par ce fait que durant presque toute l'évolution de cette affection, la névralgie du trijumeau avait été l'unique symptôme. Ensuite, parce que l'autopsie montra un tiraillement très marqué de la IXe paire, et cet auteur (Weisenburg) pense que les troubles d'irritation au niveau des muqueuses relèvent peut-être de ce fait, étant donné que l'on avait sectionné la Ve paire et que le malade continuait à souffrir.

4° *La coexistence d'un symptôme de localisation d'une autre région.*

Ce sont surtout les crises jacksoniennes que nous avons en vue parce que nous ne pouvons admettre que ces phénomènes puissent être mis sur le compte de la lésion mésencéphalique. Il semble bien que ce soit le résultat indirect de l'hypertension cérébrale.

Quoi qu'il en soit, nous avons dit que ces convulsions avaient été citées par différents auteurs et nous en rapportons une observation qui nous est personnelle.

C'est là un symptôme vraiment très troublant et bien capable sinon d'égarer complètement le diagnostic, du moins de faire penser à un processus généralisé ou à la possibilité de plusieurs localisations.

Le diagnostic de la localisation de la tumeur dans la région de l'angle ponto-cérébelleux ne tranche pas complètement la question, et n'est pas suffisant, car les tumeurs de cette région sont, on le sait, nombreuses et variées.

Il peut s'agir de tumeurs nées de la paroi osseuse et en particulier du rocher; on en rapporte d'assez nombreuses observations.

Dans d'autres cas ce sont des tumeurs implantées sur la dure-mère.

Les vaisseaux de la région et en particulier le tronc basilaire et les artères cérébelleuses peuvent être le siège d'anévrismes, parfois volumineux au point de comprimer la région et d'être assimilés aux tumeurs.

Nous avons déjà fait allusion plus haut à un cas de ce genre.

MM. Klippel et Boeteau en ont également rapporté un cas et nous allons en donner la description résumée pour montrer combien la symptomatologie était complète.

Il s'agissait d'un malade âgé de 35 ans qui, pendant deux ans, eut des maux de tête localisés à la nuque et dans la région sus-orbitaire, puis apparurent des raideurs dans les membres supérieurs et inférieurs, de la difficulté à parler, de la baisse de la vue à gauche, du myosis de ce côté, de l'anesthésie de la moitié gauche de la face, une paralysie faciale gauche, une paralysie du voile de ce même côté, de la latéro-pulsion, des crises épileptiformes. Il mourut brusquement et à l'autopsie on trouva un anévrisme rompu de l'artère basilaire qui comprimait la moitié gauche du pont, le pédoncule cérébelleux moyen, les origines de la Ve paire et les nerfs VI, VII et VIII.

Il peut s'agir d'une tumeur des plexus choroïdes comme plusieurs auteurs en ont rapporté des cas.

De cholestéatome (comme dans les cas de Babinski et de Camus et Armand Delille).

De tumeurs métastatiques qui sont plus rares sauf toutefois les cas de neuro-fibromatose étudiée par Henneberg et Koch où il s'agit de tumeurs bilatérales et où ces néoplasmes ne sont qu'une manifestation en cet endroit d'une maladie généralisée à tous les nerfs.

On a signalé des cysticerques.

La tuberculose et la syphilis peuvent donner des masses gommeuses, de véritables tumeurs qui peuvent déterminer une semblable symptomatologie.

Il ne faut pas oublier enfin que des abcès, des méningites localisées, en particulier celles survenant à la suite de lésions de l'oreille moyenne peuvent donner un tableau de ce genre et deux cas ont été rapportés par Weisenburg.

Le diagnostic de la nature plus encore peut-être que celui de la localisation sera difficile à faire avec certitude, et il faudra pour y parvenir se servir de tous les éléments que l'on aura à sa disposition.

La ponction lombaire en même temps qu'elle peut être utile pour ces malades en diminuant leur hypertension peut nous renseigner. Faite avec prudence, le malade étant couché, elle n'est pas dangereuse et il faut y recourir.

Un liquide chargé d'éléments cytologiques fera penser, suivant la nature des leucocytes : 1° à une infection : abcès enkysté suite d'otite, par exemple, s'il s'agit de polynucléaires ; 2° à une formation tuberculeuse ou syphilitique si on trouve de la lymphocytose.

L'albuminurie ne nous donnera pas de très grands renseignements, car elle se rencontre un peu dans tous les cas.

Il faudra toujours faire la réaction de Wassermann dans ce liquide, mais là encore, si le résultat est positif, la question de la nature ne sera pas tranchée et il pourra s'agir d'une tumeur quelconque chez un syphilitique.

Le traitement mercuriel pourra également dans certains cas aider au diagnostic, mais c'est en somme exceptionnel et il ne faut pas se laisser influencer par des améliorations survenant après le traitement sans s'assurer qu'elles sont persistantes.

L'examen de tous les viscères nous montrera quelquefois l'existence de lésions tuberculeuses ou néoplasiques qui feront penser à la présence d'un foyer du même genre ou à une métastase.

Parmi ces métastases, nous rappelons qu'une des plus fréquentes est la neuro-fibromatose dont le diagnostic ne se pose pas très souvent avec les tumeurs de l'angle, car, lorsque la localisation mésencéphalique est constatée, de nombreux autres signes avaient déjà attiré l'attention et fait faire le diagnostic. La multiplicité des tumeurs sur les trajets nerveux est en effet la règle. Il est curieux que les troubles de compression du mésencéphale, quoique bi-latéraux, passent souvent au second plan, presque inaperçus et cependant on trouve toujours à l'autopsie des tumeurs souvent plus volumineuses que tous les autres néoplasmes de l'angle.

ANATOMIE PATHOLOGIQUE

Nous avons pu pratiquer l'autopsie de 8 cas de tumeurs de l'angle ponto-cérébelleux et chaque fois nous avons trouvé des résultats très comparables.

Nous nous occuperons tout d'abord de la tumeur elle-même, puis, de l'état du mésencéphale qu'elle comprimait.

§ 1. — Origine des tumeurs de l'angle ponto-cérébelleux.

Le siège de ces tumeurs était toujours sensiblement le même, toutefois il différait un peu suivant le degré de développement du néoplasme.

C'est là une question très importante, car il semble qu'elle devrait donner des indications sur le point de départ, sur *l'origine* par conséquent de ces tumeurs.

La région dans laquelle on les trouve est en effet, quoique restreinte, composée de formations très différentes et il est difficile de voir aux dépens de laquelle elles se sont formées.

L'opinion courante est qu'il s'agit de tumeurs nées de l'acoustique et c'est sous ce nom que beaucoup d'auteurs les désignent. Nous rappellons que Sandifort montrait nettement en 1777 sur un dessin ces rapports du VIIIe nerf et de la tumeur. Nous avons vu que bien des faits militent en faveur de cette opinion, la précocité des troubles de l'ouïe en particulier et leur prédominance sur tous les autres symptômes. Les adhérences du VIIIe nerf avec le néoplasme dans lequel il paraît se perdre en semblent également une preuve; il est même des observations, comme celle de Moos (1874), dans lesquelles le nerf semble traverser la tumeur, et en former le pivot; on pouvait le suivre de l'autre côté entrant dans le conduit auditif.

Dans certains cas même on a trouvé à l'autopsie, comme dans ce dernier cas auquel nous faisons allusion, une seconde tumeur dans le conduit auditif interne.

Enfin dans de fréquentes observations rapportées par Fœrster, Bœtcher, Moos, Nicoladoni, etc., pour ne citer que les plus anciennes on voyait des prolongements de la tumeur pénétrer dans le conduit auditif interne en se confondant avec le nerf.

Ceci semble donc être un fait très net et les rapports intimes de ces tumeurs avec l'acoustique ne peuvent être niés.

Des examens histologiques du labyrinthe ont même été faits comme dans le cas de Bœtcher qui ont montré des lésions nettes.

Mais on peut se demander si toutes les tumeurs décrites sous le nom de tumeur de l'acoustique ont bien leur point d'origine au niveau de ce nerf.

Quand on dépouille les observations au point de vue du résultat de l'autopsie, on est frappé par des faits un peu contradictoires.

Tous les auteurs sont d'accord sur les *rapports de ces tumeurs avec la substance nerveuse* du cervelet, du pont et du bulbe : c'est une règle, il n'y a jamais d'adhérences, la tumeur s'énuclée avec la plus grande facilité.

Les rapports avec les nerfs sont différents suivant les observations et deux nerfs (qui du reste forment presque un tronc commun), l'*acoustique et le facial* sont toujours comprimés et adhérent à la tumeur ; toutefois on signale presque toujours que l'on peut retrouver le VIIe nerf aplati sur la surface de la tumeur alors que le VIIIe semble s'y perdre.

D'autre part il est des observations où l'on note des adhérences avec *la Ve paire* (cas de Brükner, Gomperz, Anton, etc.) ; dans tous ces cas il y avait également des adhérences avec les VIIe et VIIIe nerfs.

On peut se demander si une tumeur se développant dans cette région n'arrive pas forcément à adhérer au VIIIe nerf qu'elle comprime, écrase et dissocie, comme elle contracte des adhérences secondaires avec les VIIe et V^{e} nerfs.

Voici ce que nous avons constaté dans nos différents cas : lorsque la tumeur était peu volumineuse, comme dans le cas (Mer...) (voir fig. 12), les VIIe et VIIIe nerfs ne semblaient présenter avec elle que des rapports de contiguïté en la croisant pour gagner le conduit auditif interne. Lorsqu'elle était plus volumineuse on voyait les VIIIe et VIIe nerfs se perdre à la surface ; et des coupes en séries, dans le cas (B...), nous ont permis de suivre l'acoustique jusqu'à la tumeur, à la face inférieure de laquelle il venait s'aplatir, s'éparpillant dans les couches les plus superficielles du néoplasme, mais envoyant cependant quelques filets dans la profondeur (voir fig. 15). On voyait ensuite une partie des fibres reconstituer un tronc qui gagnait le conduit auditif interne.

Dans un autre de nos cas nous avions une disposition très analogue.

Lorsque la tumeur est par trop volumineuse, on ne retrouve plus de traces de l'auditif.

Dans un de nos cas, (Lib...) (fig. 8), dont nous avons fait l'autopsie avec grand soin, nous avons constaté un prolongement de la tumeur entrant dans le conduit auditif interne ; nous avons dû le sectionner pour extirper le néoplasme qui envoyait du reste un second, mais très court prolongement, dans le trou des mixtes.

Nous avons prélevé le rocher et nous avons pratiqué une coupe perpendiculaire à son grand axe ; elle nous a montré une production néoplasique remplaçant les racines de l'auditif, ayant considérablement agrandi le conduit en usant ses parois et affleurant à la face supérieure du rocher. La photographie que nous donnons rend compte de cette disposition et montre la tumeur arrivant au contact du limaçon (fig. 14) ainsi que l'orifice dilaté du conduit auditif interne (fig. 13).

Des coupes en série faites sur le prolongement intrapétreux nous ont montré la persistance de fibres à myéline repoussées à la périphérie où elles s'étalaient en une mince lame.

Ces faits intéressants semblent bien prouver l'intimité des rapports de la tumeur avec le nerf de la VIIIe paire, aux dépens duquel elle peut pousser.

B. Nous avons signalé dans un de nos cas (fig. 6) un aspect des méninges très spécial, elles étaient blanches, épaissies et adhéraient à la tumeur au moment de leur sortie du sillon marginal antérieur du cervelet ; on aurait pu se demander si dans ce cas la tumeur n'avait pas une origine méningée. Mais un examen microscopique nous a montré

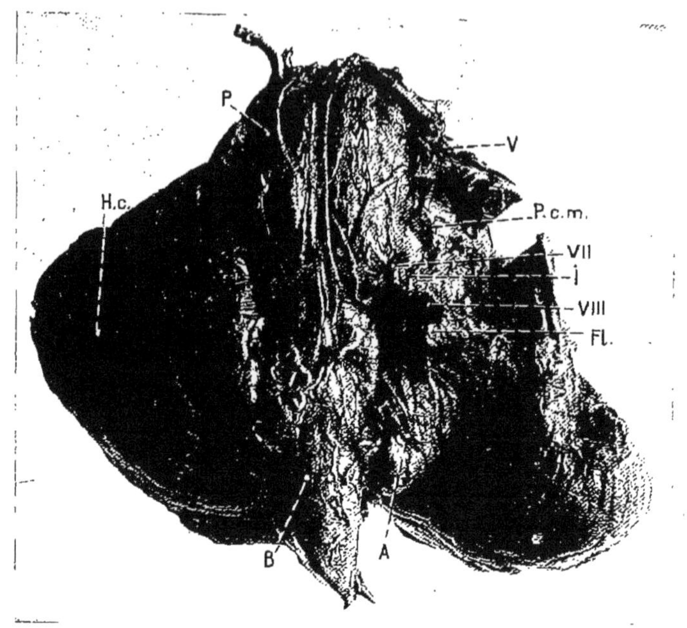

FIG. 12 (Cas Mer...).

X, Emplacement occupé par la tumeur ; — *P*, protubérance ; — *H. c*, hémisphère cérébelleux ; — *B*, bulbe ; — *A*, amygdale ; — *Fl*, flocculus ; — *P. c. m*, pédoncule cérébelleux moyen ; — *V*, trijumeau ; — *VI*, moteur oculaire externe ; — *VII*, facial ; — *I*, intermédiaire ; — *VIII*, acoustique.

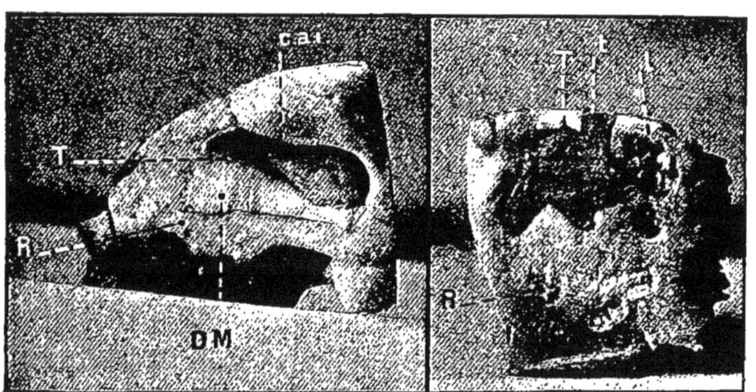

FIG. 13. FIG. 14.

FIG. 13. (Cas Lib...). — Conduit auditif interne *c. a. i.*, dilaté par le prolongement de la tumeur *T*.

DM, dure-mère ; — *R*, rocher.

FIG. 14. (Même cas). — Coupe du rocher *R* perpendiculaire à son axe longitudinal.

T, tumeur ayant dilaté et usé le conduit auditif interne ; se prolongeant jusqu'au limaçon *l* et affleurant la paroi supérieure qu'elle a usée en *t*.

G. STEINHEIL, Éditeur.

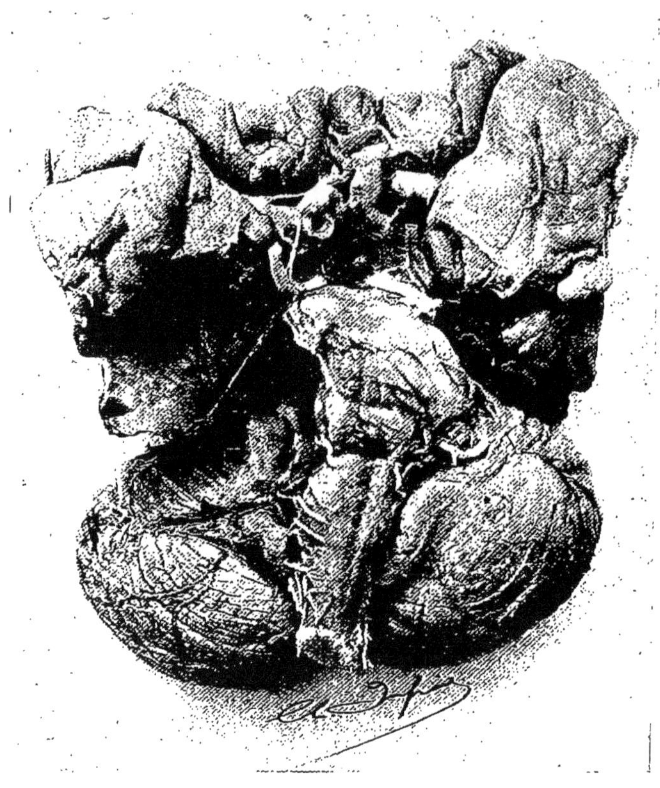

FIG. 18. (Cas Guid...). — Nid que s'est creusée la tumeur en refoulant le cervelet, le pédoncule cérébelleux moyen, le pont et la face inférieure du lobe temporal.

ces méninges envahies par les mêmes éléments que le néoplasme, et il s'agissait d'une infiltration gliomateuse secondaire. Nous donnons un dessin représentant cet aspect (fig. 16) d'après une coupe colorée au Van Gieson.

Nous croyons pouvoir rapprocher de ce fait une observation de Touche, rapportée dans le *Bulletin de la Société*

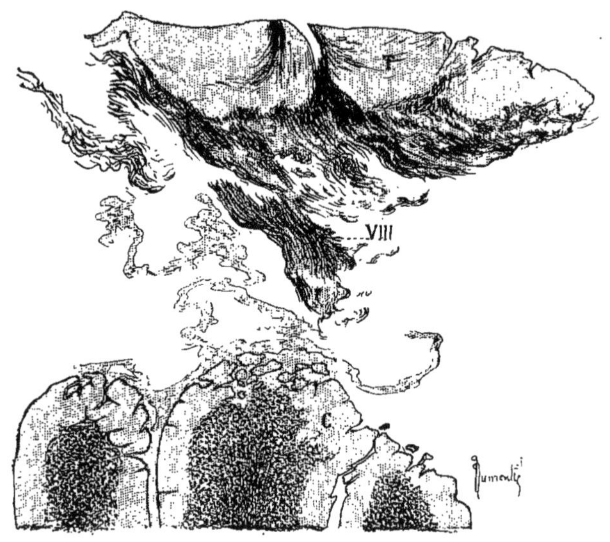

Fig. 15 (Cas B). — Rapports du nerf auditif VIII avec la tumeur T. C, écorce cérébelleuse, érodée (coloration par la méthode de Mlle Loyez).

médicale des hôpitaux (24 janvier 1902), qui semble être comparable à la nôtre.

« La tumeur est logée dans le *sillon marginal antérieur* du cervelet, masquant le pédoncule cérébelleux moyen, et la moitié supérieure de son implantation sur la protubérance. La tumeur est bosselée.

« Une bosselure située en haut et en dedans comprime et étale les fibres du nerf trijumeau gauche. C'est le seul nerf cranien dont l'origine apparente soit recouverte par la tumeur. Les origines de tous les autres sont libres. Seulement le facial et l'acoustique gauche à quelques millimètres de leur émergence, rencontrent une bosselure de la tumeur qui les aplatit contre le bord interne de la protubérance. Ils se dégagent un peu plus haut et sem-

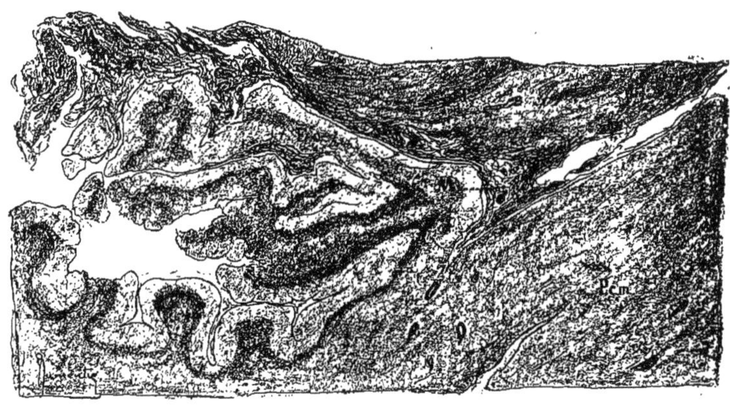

FIG. 16 (Cas B). — Rapports de la tumeur T avec les méninges M.

Ec, écorce cérébelleuse; — *Pcm*, pédoncule cérébelleux moyen; — *hh*, hémorragies et vaisseaux dilatés (coloration au Van Gieson).

blent à première vue sortir directement de la tumeur.

... « La tumeur *développée aux dépens des méninges* est complètement indépendante du pédoncule cérébelleux moyen et de la protubérance. Elle est énucléable avec une extrême facilité et sa loge est formée par la terminaison du sillon marginal antérieur. »

Les tumeurs de l'angle ponto-cérébelleux ont enfin fréquemment des adhérences, généralement peu étendues, mais très souvent solides avec le rocher.

Dans deux de nos cas (Toch..., et Lib...), nous avons été

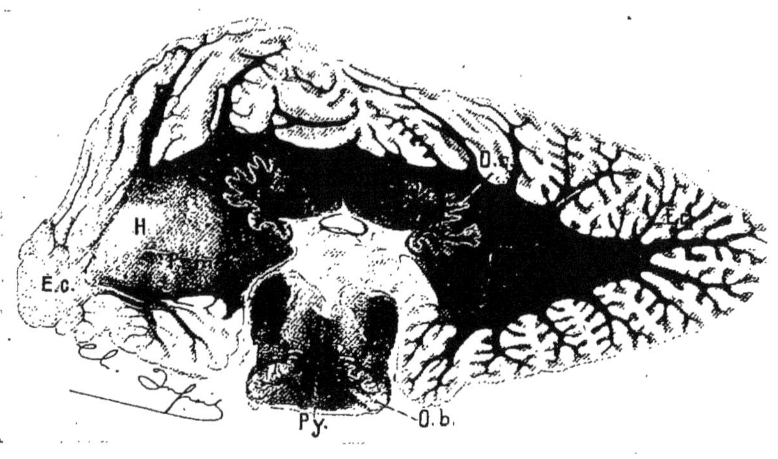

Fig. 19. (Cas Mer...). — Coloration au Pal.

H, foyer hémorragique ancien avec dégénérescence du pédoncule cérébelleux moyen, *P. c. m.*; — aspect clair de l'écorce cérébelleuse correspondante, *E. c.*; — *O. c.* olive cérébelleuse; — *O. b*, olive bulbaire; — *Py*, faisceaux pyramidaux aplatis.

G. STEINHEIL, Éditeur.

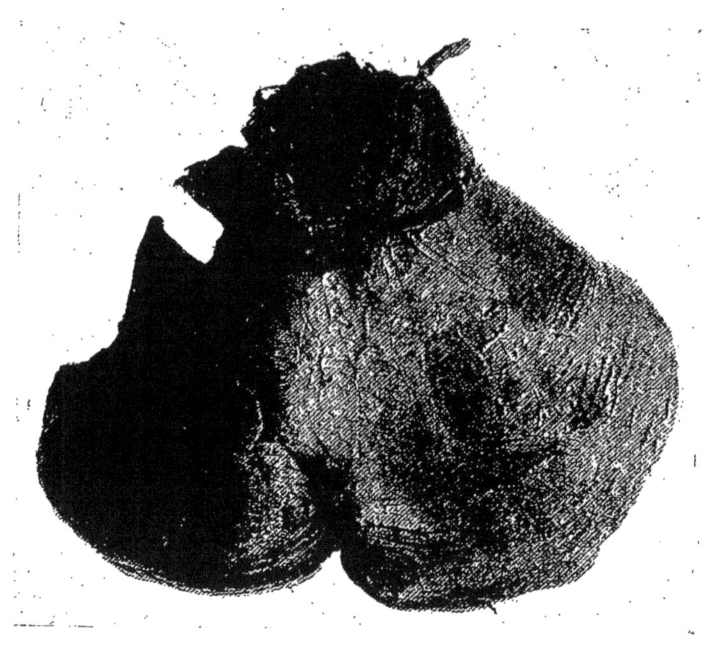

FIG. 20. (Cas Mer...). — Cervelet vu par sa face supérieure, hémiatrophie du cervelet du côté de la tumeur.

G. STEINHEIL, Éditeur.

obligés de sectionner au bistouri un tractus unissant solidement la tumeur à la partie bordant en haut le conduit auditif interne : c'est toujours en ce point que se fait l'adhérence.

L'examen même approfondi des rapports de ces tumeurs ne tranchera pas la question de leur origine et ne nous indiquera pas si elles sont nées sur les nerfs de la base, sur les méninges molles ou la dure-mère.

La structure seule de la tumeur est capable de nous éclairer par la nature du tissu qui la constitue. Nos examens nous ont montré que dans tous les cas il s'agissait de névroglie.

Ces tumeurs ont vraiment des caractères macroscopiques et microscopiques trop semblables dans tous les cas pour qu'il ne s'agisse pas d'un seul groupe de tumeurs et c'est l'opinion que nous avons actuellement après l'examen de 8 néoplasmes ponto-cérébelleux que nous venons de pratiquer : ces tumeurs étaient toutes arrondies ou ovoïdes, bosselées, bien limitées, encapsulées, elles n'adhéraient nullement aux tissus nerveux qu'elles comprimaient et elles les refoulaient sans les envahir. *Toutes étaient des gliomes.*

Bien entendu, nous ne parlons pas des tumeurs qui peuvent naître de l'os, et de la dure-mère, des vaisseaux ou des plexus choroïdes ; nous savons qu'elles peuvent exister, et il y en a des observations incontestables, mais à côté d'elles il en reste une classe dont nous venons de rappeler les caractères macroscopiques que nous trouvons signalés dans les différentes observations et qui cependant ont été histologiquement étiquetées : sarcome, fibro-sarcome, fibro-gliome, glio-sarcome, gliome, etc.

On comprend aisément les différences d'opinion quand

on en a examiné quelques-unes, car elles se présentent avec des aspects variés et qui dans certains cas font penser au fibro-sarcome. Pour notre part, ce fut un moment notre opinion pour plusieurs de nos tumeurs, mais ayant repris cet examen sur des coupes à la paraffine très minces et, en employant les méthodes spéciales de Weigert et de Lhermitte nous sommes arrivés à conclure avec certitude à la nature névroglique de toutes ces tumeurs.

La revision des différents examens s'impose donc et nous sommes certains que maintenant on trouvera de moins en moins des fibro-sarcomes.

Alagna, de Palerme, dans un mémoire récent, conclut au gliome et Lhermitte, en montrant que tous les nerfs crâniens présentent une structure névroglique plus ou moins étendue au niveau de leur émergence, permet de comprendre les rapports de ces tumeurs avec les nerfs, et surtout avec le VIIIe et le Ve qui sont ceux qui présentent le plus de névroglie.

Ayant eu à notre disposition toute une série de cas, nous avons donc pu les comparer et nous sommes arrivés dans l'étude que nous en avons faite avec le docteur Sézary à conclure à l'existence de plusieurs types que nous allons décrire.

§ 2. — Structure des tumeurs de l'angle ponto-cérébelleux.

Aspect macroscopique. — *La forme* de ces tumeurs est toujours la même, généralement ovoïde, avec des parois lisses un peu bosselées ou mamelonnées ; elles ont un *volume* qui varie suivant les cas et suivant la durée de l'évolution, et qui les a fait comparer à des cerises, des muscades, des noix, des œufs, des pommes.

Cet aspect diffère totalement de celui des tumeurs de la neuro-fibromatose qui sont plus irrégulières de forme, et qui ont un aspect excessivement bosselé, qui donne même dans certains cas l'aspect d'une agglomération de petites tumeurs.

Nous avons noté dans deux de nos cas des prolongements de la tumeur : dans le cas (Toch...), il y avait un prolongement fin gagnant le conduit auditif interne; dans le cas (Lib...), il en existait deux, un très important entrant dans le conduit auditif interne, et que nous avons vu sur la coupe transversale du rocher et un second prolongement s'enfonçant dans le trou des mixtes.

Nous n'oserions affirmer qu'il n'en existait pas dans nos autres cas, ayant fait certaines autopsies sans avoir l'attention attirée spécialement de ce côté et nous pensons que ces prolongements doivent exister très fréquemment, mais qu'ils sont rompus quand on extirpe le cerveau. Quand nous les avons trouvés, c'est que nous les cherchions.

La couleur diffère peu de celle du reste du cerveau : elle est quelquefois un peu plus jaunâtre; par transparence, comme nous l'avons constaté dans le cas de (Toch...), on voit quelquefois des taches noirâtres qui sont des hémorragies.

La consistance est variable suivant les cas: tantôt ces tumeurs sont très dures, tantôt au contraire elles sont mollasses; le plus souvent elles présentent des zones de consistance différente et des points plus ramollis.

Si l'on pratique à l'état frais, ou après fixation au formol, une coupe macroscopique de la tumeur, on constate un aspect très particulier.

Nous avons eu dans nos cas de très grandes variations.

Dans deux cas la tumeur particulièrement résistante avait un aspect moiré donné par des paquets, des écheveaux fibrillaires, qui s'entrecroisaient et étaient séparés par une masse plus terne dans laquelle on distinguait, des points ou des stries brunâtres qui étaient des vaisseaux dilatés ou de petites hémorragies ; dans d'autre cas, on voyait à la coupe, au milieu d'une tumeur plus molle, dans certains endroits des stries et dans d'autres des amas hyalins, translucides ayant un aspect amorphe.

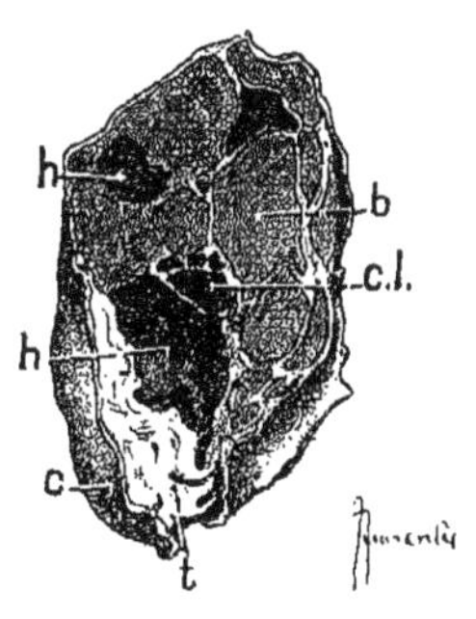

Fig. 17 (Cas Toch...). — Coupe de la tumeur, aspect macroscopique.

t, tumeur proprement dite ; — *c*, coque de la tumeur : — *cl*, cloisons ; — *hh*, hémorragies ; — *b*, blocs hyalins.

Dans le cas (Toch...) la coupe de la tumeur était extrêmement curieuse ; le néoplasme était excessivement peu développé. Malgré le volume considérable de la tumeur, il formait un amas situé à la périphérie d'où partaient des travées, des cloisons qui délimitaient des espaces polygonaux ou ovalaires dans lesquels étaient des amas ayant les tons les plus variés, depuis le rouge noir du sang épanché jusqu'à l'aspect hyalin et translucide que nous avons trouvé dans d'autres coupes ; cet ensemble formait une sorte d'aspect de mosaïque tout à fait caractéristique que représente le dessin que nous avons fait (voir fig. 17).

Ces amas étaient pour les uns nettement hémorragiques et une de ces hémorragies, la plus inférieure, était toute récente, d'autres avait l'aspect d'amas dégénérés colloïdes ou hyalins : enfin les autres semblaient faire la transition, entre ces deux aspects extrêmes.

Nous rappellerons que ces tumeurs sont toujours uniques alors que dans la neuro-fibromatose elles sont toujours bilatérales et peuvent même coïncider avec d'autres tumeurs encéphaliques.

Structure microscopique. — Comme nous l'avons déjà dit la structure de ces tumeurs est d'une interprétation très délicate et ce qui le prouve, c'est la variété de tumeurs que l'on a décrite : sarcome, fibro-sarcome, fibrome, fibro-gliomes, gliomes, glio-sarcomes, etc.

Il est toutefois certains points sur lesquels les auteurs sont tous d'accord.

La coque de la tumeur qui est toujours excessivement nette, se détachant du reste assez facilement.

La grande quantité des vaisseaux surtout en certaines régions de la tumeur, vaisseaux presque toujours dilatés.

La fréquence des hémorragies, parfois étendues.

La présence assez souvent *d'amas hyalins* d'aspect colloïde.

Tous ces caractères, nous les avons rencontrés dans nos tumeurs, plus ou moins marquées suivant les cas, et nous avons cru pouvoir les ranger en trois types appartenant à une même variété de néoplasmes : *le gliome*.

Le premier type est représenté par deux de nos cas (obs. Guid... et Dub...). On constate à un *faible grossissement* que la tumeur est constituée par une trame de tissu fibrillaire ténu disposé en traînées ou en tourbillons et parsemée de noyaux allongés selon la direction des fibrilles. Par places les noyaux sont assez abondants alors qu'ils sont très rares en d'autres endroits : le tissu néoplasique donne alors l'aspect de plages fibrillaires prenant faiblement l'éosine et parsemées de quelques rares noyaux se colorant fortement par l'hématéine. On note la lumière de quelques vaisseaux. *A un fort grossissement* les noyaux sont allongés, clairs, à grains chromatiniens uniformément répartis ; ils semblent arrondis quand ils sont sectionnés transversalement. Presque tous ont des contours réguliers, quelques-uns sont déformés : les noyaux pour la plupart ne sont pas entourés de protoplasma ; quelquefois cependant on en distingue une très légère auréole. Il n'y a pas de cellules araignées typiques.

Le lacis fibrillaire apparaît très ténu et très fin, il est formé de stries parallèles souvent réunies par des filaments anastomotiques excessivement fins.

Les vaisseaux n'ont pas de paroi organisée ; leur lumière est bordée par une couche de noyaux allongés et par des fibrilles condensées.

Le deuxième type est celui qui semble le plus fréquent et il est représenté par quatre exemplaires (cas Mer..., March..., B... et Lib...).

Dans ces tumeurs, la structure fondamentale est la même, mais il est plusieurs caractères importants à noter :

Les travées fibrillaires sont plus irrégulièrement disposées et surtout d'aspect plus variable ; quelques-unes sont extrêmement légères et forment comme une toile d'araignée ; d'autres au contraire, surtout à la périphérie sont plus denses et rappellent des trousseaux fibreux.

Les cellules sont pour la plupart allongées de même que leurs noyaux. Quant aux noyaux arrondis que l'on peut observer, ils semblent ne représenter que la section transversale de noyaux allongés ; ainsi que nous avons pu nous en assurer par des coupes faites dans des plans horizontaux, verticaux et obliques. Plus que dans le type précédent, les noyaux sont ici déformés, atypiques, certains apparaissent bourgeonnants, d'autres sont étranglés en leur milieu comme dans le cas de division directe.

De plus, on note par place, mais surtout vers la périphérie de grosses cellules araignées typiques.

Les altérations vasculaires sont importantes : tout d'abord ces tumeurs sont extrêmement vasculaires et souvent la lumière de leurs vaisseaux y est considérable. Comme dans le type précédent, ces vaisseaux n'ont pas de paroi organisée, ou bien ils sont entourés d'une tunique compacte formée de fibrilles condensées.

Cette tunique, en de nombreux points, est le siège de dégénérescence hyaline, qui le plus souvent, n'amène pas de rétrécissement de la lumière vasculaire. Par places on observe un épanchement de globules rouges dans le voisinage du vaisseau ; il est probable que ces minimes hémorragies sont dues à la grande fragilité de la paroi dégénérée.

On note de plus un processus d'oblitération vasculaire très curieux : dans certains cas, mais rarement, il est associé à la dégénérescence hyaline et on voit alors la lumière bordée par la lame dégénérée, obstruée par un lacis fibrillaire irrégulier ou concentrique.

Le plus souvent cette vascularite oblitérante est isolée. Les fibrilles qui circonscrivent la lumière pénètrent dans celle-ci et progressivement, lentement, comme on peut s'en rendre compte sur les coupes où l'on voit tous les degrés d'oblitération, celle-ci se trouve soit rétrécie, soit obstruée : souvent on voit des globules rouges parmi les fibrilles en voie d'organisation.

Lorsque l'oblitération est totale on peut encore reconnaître les vaisseaux à la disposition spéciale des fibrilles ; dans quelques cas nous avons trouvé des cristaux d'hématoïdine.

Dans le troisième type (qui nous est fourni par le cas (Toch...), nous avons signalé l'aspect en mosaïque du néoplasme.

La tumeur présente une coque fibreuse ou plutôt composée de fibrilles plus tassées, et dans la partie de la tumeur qui dans ce cas est très peu abondante on note un réseau fibrillaire avec des quantités de noyaux entourés de protoplasma peu abondant.

Les vaisseaux sont excessivement nombreux surtout à la périphérie ; quant aux amas, les uns sont nettement du sang dont on voit tous les globules tassées, les autres ceux qui avaient un aspect hyalin sont absolument amorphes sans structure aucune.

Nous avons pensé à des portions dégénérées et avons recherché par les différents réactifs colorants électifs les dégénérescences colloïde, mucoïde, la fibrine ; aucune de ces colorations n'a pris et nous avons là un résultat négatif.

Si l'on examine de près la périphérie de ces amas on constate que la limite avec la tumeur est loin d'être nette ; il y a là une sorte d'exfoliation de cette paroi qui est comme érodée.

On ne trouve pas ou très peu de leucocytes dans cette région. Mais on remarque que tout autour de ces amas il y a une quantité de vaisseaux qui sont si près du bord que l'on se demande s'il ne pourrait pas se faire une transsudation du sérum qui leur donnerait naissance : du reste on voit très nettement le passage de quelques globules rouges, dans ces amas.

Là où le sang est épanché on trouve un assez grand nombre de leucocytes, bourrés de granulations, près de la périphérie. Il s'agit probablement là d'un travail de résorption.

Tels sont les divers types que nous avons distingués parmi les tumeurs que nous avons examinées. Elles ont toutes une structure fondamentale identique. Nous les considérons toutes comme des gliomes.

Elles présentent, en effet, tous les caractères des gliomes : trame réticulée extrêmement déliée, cellules-araignées, cellules rondes peu riches en protoplasma et indépendantes des fibrilles. Leur riche vascularisation, leurs métatypies cellulaires, leurs formations pseudo-kystiques de nature sanguine ou séreuse s'accordent encore avec ce diagnostic histologique.

Comme l'ont fait remarquer certains auteurs, on aurait pu penser au fibro-sarcome, si l'on n'avait su éviter la cause d'erreur signalée par Tripier qui a fait remarquer qu'à la périphérie des tumeurs, les trousseaux névrogliques peuvent s'épaissir au point de simuler des trousseaux conjonctifs. Mais la structure fibrillaire si particulière (et caractéristique, comme le dit Brault avec raison), la morphologie des cellules, leur indépendance d'avec les fibrilles ne laissent aucune hésitation dans l'esprit. D'ailleurs, dans deux de nos cas, nous avons pu employer la méthode élective de Weigert : nous avons obtenu la coloration spécifique de la névroglie.

§ 3. — Effets de la compression exercée par les tumeurs de l'angle ponto-cérébelleux sur le cerveau et en particulier le rhombencéphale.

Les déformations et les lésions de l'encéphale nous ont paru nettement en rapport avec la durée d'évolution et le volume de ces tumeurs.

Il faut, du reste, dans leur interprétation faire entrer en ligne de compte deux facteurs : la compression directe causée par la tumeur, d'une part et d'autre part, la compression diffuse due à l'hypertension cérébrale croissante.

Nous avons déjà au point de vue clinique insisté sur cette distinction et il est certain qu'il ne faut pas mettre sur le compte de la tumeur du moins en tant qu'effet direct l'aplatissement des circonvolutions cérébrales, l'effacement des sillons, l'œdème et les infiltrations sous les méninges de liquide céphalo-rachidien. De même, les lésions des nerfs optiques, des bandelettes olfactives et peut-être une partie des lésions auditives devront être mises sur le compte de l'hypertension cérébrale.

Ce que nous aurons en vue ce sont les lésions relevant de la compression directe causée par la tumeur et nous verrons qu'elles sont importantes.

La lenteur de l'évolution de ces néoplasmes explique la nature des lésions et surtout leur peu d'étendue comparée aux déformations constatées et aux symptômes présentés durant la vie.

La compression à elle seule, sans destruction, suffit à produire des troubles du fonctionnement et ici comme du reste dans toutes les tumeurs encéphaliques ou médullaires nous ne devons pas nous attendre à trouver de très grosses lésions.

Toutefois, il en est que nous avons notées, qui présentaient toujours la même disposition : elles nous paraissent très caractéristiques et vraiment spéciales à ces tumeurs. Ce sont celles des noyaux gris du cervelet.

Lorsque l'on examine la base d'un cerveau après avoir énucléé la tumeur, on voit le *nid* qu'elle s'est creusé et on constate qu'elle est toujours située dans le pédoncule cérébelleux moyen qu'elle déprime et refoule.

Lorsque cette loge est peu développée, sa limite inférieure est marquée par le sillon marginal antérieur du cervelet et le flocculus (voir fig. 12) ; mais à mesure que la tumeur augmente la compression s'exerce sur le flocculus et la partie supérieure du lobe semi-lunaire inférieur du cervelet.

La moitié correspondante du pont est aplatie, en même temps que sa partie supérieure est repoussée vers le pédoncule cérébral ; la tumeur peut arriver aussi à s'encastrer complètement dans la substance du cervelet et sur les coupes microscopiques on constate que tout le pourtour de sa loge est formé par les fibres du pédoncule cérébelleux moyen.

Dans certains cas, ce nid peut être assez considérable pour que le pédoncule cérébral dans sa portion externe et la face inférieure du lobe temporal soient atteints. C'est ce qui est arrivé dans le cas (Guid...) et on voit nettement cette disposition sur la photographie ci-jointe (voir fig. 18).

Ce qui est intéressant à noter, c'est que dans tous nos cas, le développement de la tumeur s'est toujours fait plutôt vers la partie supérieure, comme si la tumeur, malgré les lois de la pesanteur, ne pouvait descendre, et son pôle inférieur atteint et dépasse rarement un plan passant par la partie moyenne de l'olive bulbaire.

Ceci explique les troubles tardifs des nerfs mixtes qui sont généralement, lorsqu'ils sont marqués, des symptômes de la période ultime alors que souvent, d'une façon précoce, on constate une irritation du trijumeau.

Nous avons déjà parlé de l'atteinte différente *des nerfs* par la compression de la tumeur.

Le VIIIe nerf est souvent difficile à retrouver lorsque la tumeur est volumineuse ; cependant, en la soulevant, on l'aperçoit généralement aplati et se perdant à la surface.

Nous avons dit que dans le cas (March...), où nous n'avions pu le voir, des coupes de la tumeur intéressant toute son étendue nous avaient montré éparpillées dans ses couches superficielles des fibres à myéléine très nombreuses alors que l'on n'en retrouvait aucune dans les parties profondes.

Dans un cas (Mer.), le nerf de la VIIIe paire semblait indépendant de la tumeur, et des coupes faites au moment où il passait au-devant le montraient intact ; mais nous ne pouvons toutefois pas affirmer qu'il n'y avait pas d'adhérences entre le nerf et le néoplasme plus en dehors vers le conduit auditif interne. Les rapports du VIIIe nerf et de la tumeur nous semblent donc être plus que des rapports de contiguïté.

Le VIIe nerf est également dissocié et est retrouvé généralement à la face profonde du néoplasme. Ce qui est curieux, c'est le fait signalé par beaucoup d'auteurs et que nous avons nous-mêmes toujours constaté, à savoir, que : malgré une compression souvent prononcée, les troubles fonctionnels dans le domaine du facial sont généralement minimes, quelquefois même difficiles à retrouver.

On s'est servi de cette différence entre les troubles des VIIe et VIIIe nerfs pour dire que la tumeur était née du VIIIe. Nous nous demandons s'il n'y a pas encore une autre raison et s'il ne faudrait pas chercher l'explication des troubles dans ce nerf, non seulement dans la compression directe de son tronc, mais encore dans la compression de ses noyaux d'origine. Lorsqu'on examine les coupes de cette région, et ceci est surtout net dans le cas (Toch...), dans lequel l'action de la compression directe semble avoir atteint son maximum, on constate que le noyau du facial est absolument intact, restant, du reste, en dedans de la poussée provoquée par la tumeur, alors que les noyaux de l'auditif sont entraînés, refoulés, dissociés, et ne peuvent être retrouvés. Dans certains cas, ils sont dégénérés et dans le cas précédent les lésions portaient surtout sur le noyau cochléaire.

Il en est de même du trijumeau, et dans ce même cas (Toch...), il est excessivement intéressant à étudier. Le tronc du nerf, très étiré comme dans beaucoup de cas, coiffait le pôle supérieur de la tumeur et on constatait dans ses fibres, à l'examen microscopique, un aspect clairsemé. Cependant il s'agissait de lésions minimes. La recherche de ses noyaux sensitifs et moteurs a été excessivement difficile, car ils se sont trouvés pris par la poussée de la tumeur qui s'exerçait en arrière et en haut, et c'est avec grand'peine qu'on a pu reconnaître leurs cellules. Celles du noyau moteur étaient disposées en ligne le long du plancher du IVe ventricule qui est dans ce cas considérablement déformé et étiré en dehors ; ces cellules semblent normales en nombre et en forme ; il n'en est pas de même de celles du noyau sensitif qui sont très rares.

Les fibres de la Ve paire qui proviennent de ce noyau sont étirées et présentent un aspect ondulé en écheveaux très caractéristique, et la myéline y est en partie disparue.

Ces constatations, dans ce cas, sont en rapport avec les troubles sensitifs très marqués dans le domaine du trijumeau avec absence de troubles moteurs.

L'examen de la racine descendante du trijumeau correspondant nous la montre plus tassée, plus grêle que celle du côté opposé, et les fascicules qui la composent sont plus petits, moins colorés, avec quelques vides à leur intérieur.

Ceci n'a rien d'étonnant étant donné l'état du noyau.

La compression se fait moins sentir sur les autres nerfs; le VIe nerf est tiraillé, grêle, bridant la partie interne de la tumeur, mais il ne semble pas malade et son noyau est intact. Du reste, nous avons vu que les troubles s'ils sont fréquents dans le domaine de ce nerf sont toujours peu marqués.

Les nerfs mixtes, nous l'avons dit, échappent longtemps à la compression.

Nous avons pratiqué un examen de tous ces nerfs après leur émergence et nous avons toujours constaté peu de troubles ; nous avons déjà signalé que dans le cas (Mer...) où il y avait surdité complète et parésie faciale, nous n'avions pas trouvé de lésions appréciables dans les nerfs au contact de la tumeur.

Nous avons également pratiqué l'examen des nerfs optiques dans le cas de (Toch...) où la stase papillaire avait fait défaut presque jusqu'au bout et nous n'avons retrouvé que des lésions très légères, seulement un élargissement des espaces inter-fasciculaires et quelques cylindraxes dégénérés dans les fascicules les plus superficiels et seulement à leur périphérie.

Le *quatrième ventricule* est généralement déformé : son

diamètre antéro-postérieur est égal ou supérieur à son diamètre transversal; il est déprimé du côté de la tumeur par la saillie du pédoncule cérébelleux moyen refoulé.

Dans le cas (Toch...), l'aspect est différent et c'est surtout sa partie externe qui est déformée considérablement, étirée et entraînée en dehors: ceci nous explique peut-être la glycosurie, que nous avons constatée chez ce malade.

On a cité dans certains cas la dilatation des ventricules cérébraux; nous ne l'avons constatée nettement dans aucun de nos cas, sauf dans celui de (Mer...) où les ventricules latéraux étaient un peu plus profonds que normalement, mais le IIIe ventricule était toujours intact.

Dans deux de nos cas, nous avons noté une saillie très particulière des *amygdales cérébelleuses* (cas Mer... et Toch...) et particulièrement celle du côté de la tumeur qui formait avec le bulbe une sorte de cône témoignant d'un engagement de la région dans le trou occipital.

L'*écorce cérébelleuse* semble elle-même touchée, mais seulement dans la région la plus externe de l'hémisphère comprimé, là où la substance blanche du pédoncule cérébelleux moyen n'existe plus et où l'écorce se trouvait juste comprimée entre la tumeur et la paroi cranienne.

L'examen histologique de cette écorce nous l'a montrée lésée manifestement. On notait une diminution notable de la couche granuleuse, dont les cellules étaient beaucoup plus rares, et se coloraient mal.

Les cellules de Purkinje manquaient sur de grandes distances.

Du reste, à l'œil nu, les lamelles cérébelleuses étaient amincies et très diminuées de volume.

L'examen microscopique du *pédoncule cérébelleux moyen* nous a montré en dehors du refoulement de ses fibres qui était considérable une pâleur particulière de ses éléments surtout dans le cas (Toch...).

De plus, au contact même de la tumeur ce pédoncule semblait désagrégé, érodé, et on notait de petits foyers de dégénérescence pénétrant en coin dans la substance blanche. Ceci est surtout net dans le cas (March...).

On notait également dans ce pédoncule, une augmentation considérable des vaisseaux qui sont dilatés, on voit des capillaires gonflés remplis de globules rouges et en certains points même des diffusions sanguines. Ceci est d'une netteté et d'une intensité remarquables dans le cas (Toch...).

Dans un autre de nos cas (Mer...), on trouvait dans ce pédoncule en arrière et un peu au-dessous de la tumeur, un foyer hémorragique déjà ancien avec tout autour une zone de dégénérescence dans les fibres (fig. 19). L'hémisphère cérébelleux correspondant présentait une atrophie très nettement visible sur la photographie (voir fig. 20).

Nous rappelons que c'est ce malade qui présentait des poussées paroxystiques de vertige, avec crises cérébelleuses et quelquefois convulsions à type jacksonien du bras correspondant.

Dans le cas (March...) on note en outre une petite traînée de dégénérescence visibles au Pal (fig. 22) et au carmin, partant de la région du flocculus pous gagner le noyau dentelé qu'elle embrasse pour atteindre les plexus extra et intra-ciliaires.

Les *noyaux gris du cervelet* présentent des lésions très marquées du côté de la tumeur.

1° Le *noyau dentelé* est celui qui est le plus fréquemment atteint et son atrophie est des plus nettes. On peut en juger par les figures, elle consiste en une réduction de la lame grise, dans toutes ses dimensions ; elle est amincie considérablement surtout peut-être au niveau de sa partie antérieure (voir fig. 21, 22 et 23).

Si on examine sa constitution on ne note pas de diminution du nombre des cellules, elles semblent au contraire plus nombreuses que du côté sain, mais cela tient à ce qu'elles sont plus rapprochées, plus tassées par disparition notable du tissu interstitiel dans lequel elles sont plongées.

Cette atrophie relève certainement des lésions de l'écorce et de celles du pédoncule cérébelleux moyen.

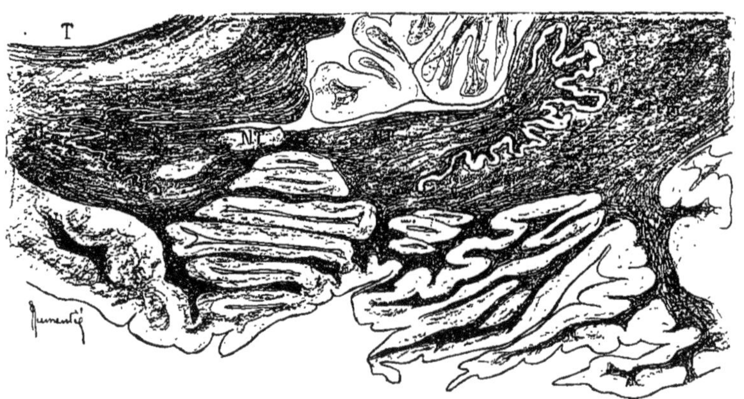

FIG. 23. — (Cas Toch.). Région des noyaux gris du cervelet, montrant leur atrophie du côté de la tumeur.

Oc, olive cérébelleuse ; — *Nem*, embolus ; — NT, noyau du toit ; — T, emplacement de la tumeur ; — *Pci*, pédoncule cérébelleux inférieur ; — *Pcm*, pédoncule cérébelleux moyen.

Ce qui prouve l'état normal des cellules de ce noyau c'est l'examen du pédoncule cérébelleux supérieur qui est absolument sain.

Nous n'avons dans aucun de nos cas constaté d'atrophie de l'olive bulbaire du côté opposé ni du pédoncule cérébelleux inférieur.

2° L'*embole*, le *globulus* et le *noyau du toit* sont également très atteints du côté correspondant à la tumeur et en particulier dans les cas de (Gui...) (fig. 21) et (Toch...) (fig. 23).

On voit donc par l'examen de ces lésions cérébelleuses qu'il y a là largement de quoi expliquer les troubles cérébelleux constatés chez nos malades et qui, nous l'avons vu, étaient toujours prononcés et l'emportaient sur les troubles moteurs d'origine pyramidale.

Les voies pédonculaires et pyramidales malgré leur trajet superficiel sont peu touchées.

Dans leur trajet protubérantiel, elles présentent des déformations du côté de la tumeur consistant en un aplatissement latéral qui fait que leur grand diamètre transversal du côté sain se trouve être antéro-postérieur.

Elles présentent quelques éclaircissements dans les fibres sur une certaine hauteur en plusieurs points par la méthode de Pal, mais ces lésions siègent dans un même cas, tantôt du côté de la tumeur (fig. 24), tantôt du côté opposé (fig. 25).

La pyramide bulbaire est déformée, aplatie probablement sur la surface basilaire et sa limite antérieure, au lieu d'être convexe, est rectiligne et les olives bulbaires font presque saillie et la dépassent latéralement. Ceci est surtout net dans le cas (Mer...) (fig. 19).

Nous avons recherché par la coloration au Marchi des dégénérescences au niveau de la moelle ; nous n'avons trouvé aucune lésion dans les voies pyramidales : les cordons postérieurs, par contre et les racines postérieures présentaient les lésions maintenant classiques signalées dans les tumeurs cérébrales.

En somme, lésions minimes des voies motrices expli-

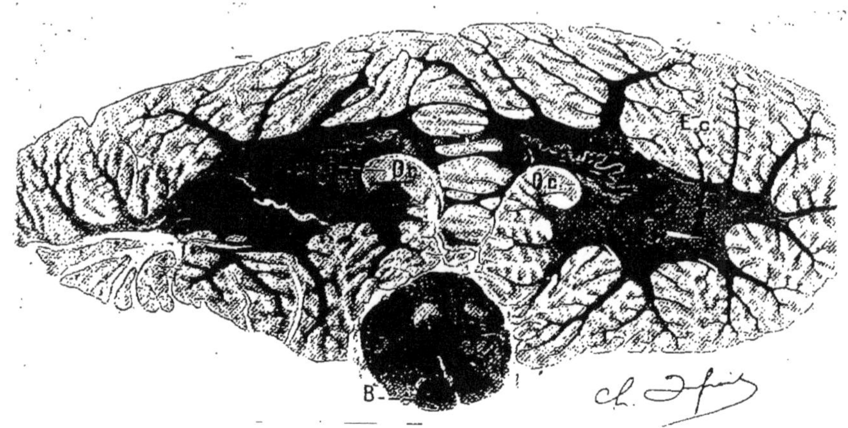

Fig. 21 (Cas Guid...). — Coloration au Pal. Coupe du cervelet au niveau des noyaux dentelés montrant leur volume différent, le droit est atrophié.

O. c, olive, cérébelleuse; — *E. c*, écorce cérébelleuse; — *B*, bulbe.

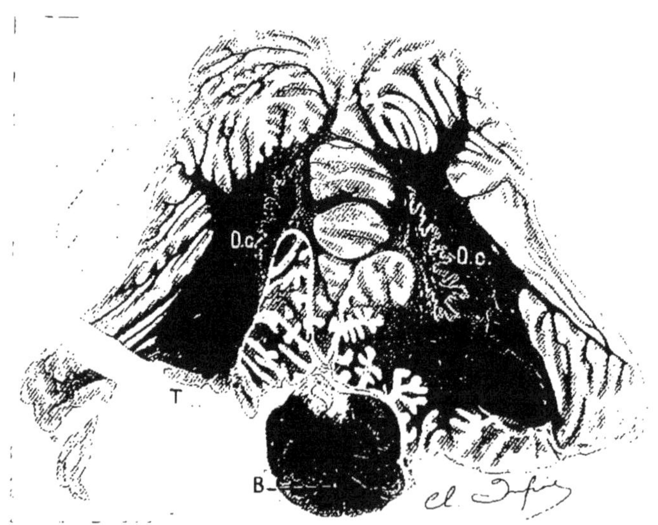

Fig. 22 (Cas March...). — Coloration au Pal. Atrophie du noyau dentelé droit; — *Oc*, olive cérébelleuse.

T, emplacement de la tumeur; — *B*, bulbe.

G. STEINHEIL, Éditeur.

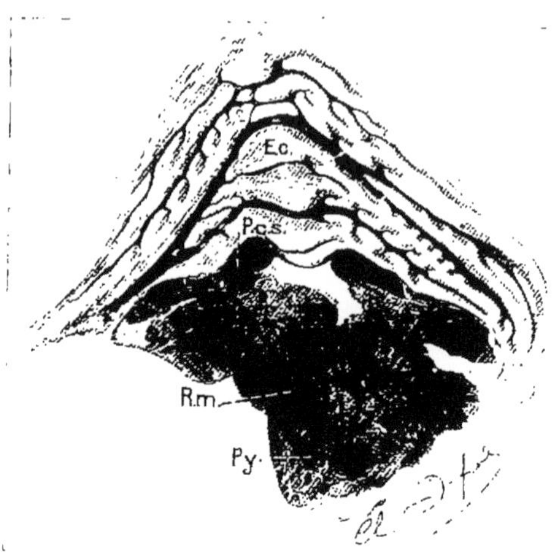

Fig. 24. (Cas March...). — Coloration au Pal. Coupe de la protubérance au niveau de son tiers inférieur. A gauche, encoche formée par la tumeur.

Py, faisceaux pyramidaux, le droit est en partie dégénéré ; — *Rm*, Reil médian ; — *Pcs*, pédoncule cérébelleux supérieur ; — *Ec*, écorce cérébelleuse.

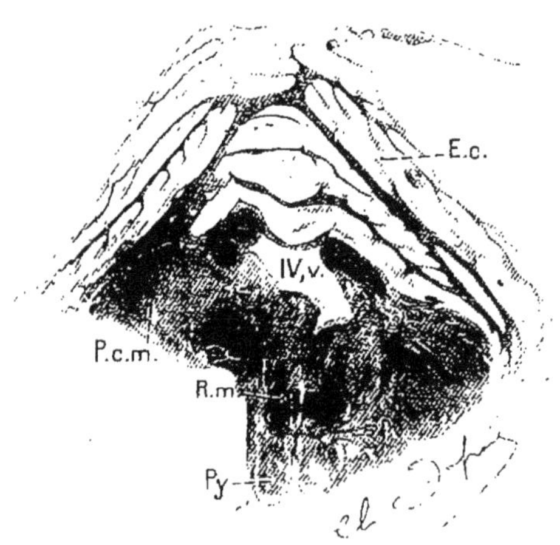

Fig. 25. (Même cas). — Coloration au Pal. Coupe de la protubérance au voisinage du sillon bulbo-protubérantiel.

Py, faisceaux pyramidaux, le gauche est dégénéré ; — *Rm*, Reil médian ; — *Pcm*, pédoncule cérébelleux moyen ; — *Ec*, écorce cérébelleuse ; — *IV v*, 4ᵉ ventricule.

G. STEINHEIL, Éditeur.

quant bien la variabilité d'intensité des symptômes et leur peu d'importance. Là encore il faut invoquer pour expliquer ces derniers une cause irritative et non destructive.

Nous regrettons de ne pouvoir joindre à cette étude anatomique l'examen de nos trois derniers cas (Lib..., Dub... et Ley...,) mais nous les avons eu trop tardivement pour pouvoir le faire.

TRAITEMENT

Les tumeurs de l'angle ponto-cérébelleux ont la plupart toute une série de caractères communs :

Lenteur de leur évolution.

Unité du néoplasme.

Développement en dehors de la substance cérébrale qu'elles repoussent sans jamais l'envahir.

Adhérences pour ainsi dire nulles avec les parois de la loge dans laquelle elles poussent.

Enfin, aspect encapsulé de ces tumeurs qui leur donne une surface lisse, arrondie, se détachant avec la plus grande facilité des formations dans lesquelles elles se creusent une loge.

Tous ces caractères font que ces tumeurs *sont éminemment énucléables*.

Les chirurgiens devaient être tentés d'intervenir dans de semblables cas, car les opérations sur les tumeurs du cerveau sont le plus souvent incomplètes en ce sens que la tumeur n'est que très rarement extirpée en entier.

Une chose devait les arrêter, c'est la difficulté des voies d'abord. Ces tumeurs sont en effet protégées par le rocher, et entourées de formations dont l'atteinte est particulièrement dangereuse puisqu'elles donnent passage aux tractus moteurs ; et le voisinage du bulbe, partie du cerveau si fragile augmentait encore la difficulté du problème.

Les expériences de physiologie faites sur le cervelet ont montré que cet organe que l'on croyait intangible pouvait sans grands dommages, du moins durables, être écarté, refoulé, partiellement excisé même dans ses parties latérales, et c'est ce qui a décidé à prendre la voie d'abord postérieure. C'est maintenant une opération connue, faite par plusieurs chirurgiens avec succès dans certains cas.

Nous n'entreprendrons pas de décrire les différents procédés, cela n'est pas de notre ressort : cependant il nous semble que pour ce qui est de la taille du volet osseux, il faut faire un volet large découvrant toute la partie postérieure du cervelet.

C'est le seul procédé de décomprimer efficacement une tumeur de l'angle et, si l'on doit intervenir pour un second temps, ce sera le seul moyen d'arriver sur la région.

Ce que nous voudrions discuter, c'est la nature de l'intervention.

Ce qui pousse à intervenir et doit décider l'opération, ce sont les *signes d'hypertension cérébrale.*

Ce sont en somme les signes qui font décider l'intervention dans toutes les tumeurs du cerveau.

Mais ces symptômes d'hypertension il faudra encore les discuter avant de décider l'opération et l'on devra s'assurer auparavant, si possible, de la cause de la compression.

La ligne de conduite est de suivre de très près un malade que l'on soupçonne porteur d'un néoplasme de cette région et chez lequel on a constaté une baisse de l'acuité visuelle, et de la céphalée.

La première chose à faire est d'instituer un *traitement antisyphilitique* sérieux et pouvant agir rapidement, soit sous forme de frictions mercurielles, soit en sels solubles, en injections intra-veineuses au besoin.

Au premier examen du fond de l'œil on aura noté avec soin l'état de la papille, des vaisseaux, la présence ou non d'hémorragies, leur nombre et leur étendue, on mesurera le degré d'acuité visuelle et au bout de quelques jours de traitement, puis à la fin, on fera de nouveaux examens que l'on comparera avec celui du début.

Il est possible que la stase soit diminuée considérablement, que la céphalée se soit atténuée et même ait disparu. car les lésions syphilitiques et en particulier les lésions de méningite de la base, ou encore les gommes ne sont pas rares, et il y a des observations des plus typiques de cas de ce genre.

Donc avant tout le traitement mercuriel.

Mais il faut bien savoir que très souvent sous l'influence de ce traitement on a assez rapidement une amélioration ; mais au troisième examen l'amélioration ne se poursuit pas, et les symptômes d'hypertension augmentent à nouveau d'intensité.

S'il faut faire le traitement mercuriel (et ce serait une faute grave de ne pas l'instituer), il ne faut pas s'y attarder trop longtemps.

Du reste une seconde indication est *la ponction lombaire*, elle sera utile pour plusieurs raisons.

Tout d'abord elle pourra nous renseigner dans certains cas sur le *degré d'hypertension*, et des appareils, des manomètres, ont été construits pour la mesurer, le liquide coulant en jet durant que l'on remplit le tube, permet déjà de la constater. Cette hypertension est du reste très difficile à évaluer car on juge ainsi de la tension du liquide intrarachidien, qui n'est pas toujours équivalente à celle du liquide intracranien, et cela, surtout dans les cas de tumeur de la base où le bulbe et une des amygdales cérébelleuses peuvent être coincés dans le trou occipital et le fermer ainsi.

L'examen du liquide au point de vue des éléments figurés pourra nous renseigner. Une lymphocytose nette n'est guère en faveur d'une tumeur à proprement parler; elle doit toujours faire penser à la syphilis ou à la tuberculose.

Dans les tumeurs cérébrales le liquide est généralement clair sans éléments.

La présence d'albumine est fréquente dans les tumeurs et dans le cas (Toch...) il y en avait une assez grosse quantité. Dans ce cas, où l'on avait noté la glycosurie, on trouvait également du sucre en excès dans le liquide céphalo-rachidien.

Enfin, et surtout, la ponction lombaire agira sur l'hypertension en la diminuant, et il est des cas où l'on note une grosse atténuation de la céphalée, et des vomissements, comme dans l'observation de (Lib...) où la malade se trouvait, non seulement soulagée à ce point de vue, mais encore, trouvait qu'elle voyait un peu plus clair.

Mais ces phénomènes ne durent que deux ou trois jours seulement, et les symptômes reviennent.

On a regardé la ponction lombaire surtout dans le cas de tumeur de la base comme dangereuse et on a rapporté des cas de mort subite.

Il semble cependant que lorsqu'elle est faite, le malade étant couché sur le côté et ne se relevant pas ensuite durant plusieurs jours, même pour s'asseoir sur son lit, il n'y ait rien à redouter.

Ce que nous avons vu quelquefois, c'est l'inefficacité de cette ponction et même une recrudescence de la céphalée : peut-être était-ce une coïncidence.

Quoi qu'il en soit il ne faut pas s'écarter de cette règle : faire la ponction, la malade étant couchée sur le côté et laisser le liquide couler goutte à goutte ; arrêter même un peu de temps en temps l'écoulement pour ne pas amener une décompression trop brusque.

La ponction lombaire et le traitement mercuriel n'ont-ils rien donné, la question de l'intervention chirurgicale se pose alors *avec urgence*, car il ne faut pas laisser le malade devenir aveugle.

On dira peut-être que dès maintenant la nature de l'intervention doit être décidée et que l'on devra savoir si l'on aura recours à une simple opération décompressive ou à une curative, c'est-à-dire à l'extraction de la tumeur.

Passera-t-on toujours du premier au second temps ? Cela est bien tentant, étant donné ce que l'on sait de ces tumeurs et de la facilité avec laquelle elles s'énucléent : ou bien si le premier temps a donné ce que l'on en espérait, devra-t-on s'arrêter là ?

Les chirurgiens différeront peut-être d'avis avec nous sur ce dernier point, mais nous ne croyons pas qu'il faille y recourir si l'on a obtenu par la méthode décompressive la suppression de l'hypertension, la disparition de l'œdème papillaire.

Sans doute l'extraction est tentante : de beau succès sont là pour encourager ; on modifiera les techniques encore nouvelles, d'autres seront trouvées ; le cervelet n'est plus un obstacle.

Toute une série d'arguments très valables seront mis en avant, et le moins puissant ne sera pas de dire que la guérison véritable ne peut exister que s'il y a eu ablation de la tumeur, d'autant que justement dans ce cas elle semble ne pas devoir être récidivante.

Se contenter de décomprimer semble donc être une méthode de pis aller.

Et cependant nous ne le croyons pas, du moins dans l'état actuel de la chirurgie ; il suffit en effet de mettre en présence deux ordres de faits :

1° *L'opération curative*, *l'extirpation* de la tumeur est une opération très dangereuse. Il suffit de parcourir les nombreuses observations de Krause, Borchardt, Rubritius, Frazier, etc., et les statistiques, pour le constater. Dans plusieurs cas le malade a succombé sur la table d'opération ou du moins n'a été maintenu vivant quelques heures que par la respiration artificielle, la faradisation et le sérum intra-veineux : le plus grand nombre des opérés sortait de la narcose, allait bien toute la journée, puis brusquement vers le soir, dans la nuit, ou le lendemain survenait un état syncopal et la mort. Les guérisons sont des raretés et se comptent, et les autopsies pratiquées chez ces malades morts après l'opération ont montré des hémorragies en nappes ou collectées à la place où était la tumeur ; des nécroses des parties avoisinantes du pont et du cervelet ou du bulbe, des hémorragies multiples intra-protubérantielles, etc., lésions qui ne sont pas pour nous surprendre étant donné l'état des parties comprimées, en particulier du pédoncule cérébelleux moyen, qui sont le siège comme nous l'avons signalé de néoformations vasculaires et de dilatations capillaires.

On voit donc la gravité de cette intervention, puisque lorsqu'on énuclée cette tumeur qui vient si facilement tant de désordres peuvent se produire. Il faut du reste ajouter que si sur les pièces anatomiques la tumeur s'énu-clée facilement, sur le vivant sa consistance est molle et souvent très difficile à distinguer du reste du cerveau.

2° *La méthode décompressive* elle non plus n'est pas sans danger, et cela s'explique, car elle est forcément suivie de déplacements excessivement dangereux pour des organes comprimés depuis longtemps, mais cependant elle ne se compare pas avec la première méthode, et du reste l'extirpation nécessite le premier temps.

Cette méthode peut faire disparaître la stase papillaire, les céphalées, elle supprime donc l'hypertension et ses gros dangers, c'est-à-dire la cécité.

Étant donnée la lenteur avec laquelle progressent les tumeurs de cette variété, les arrêts qui ont été signalés dans leur évolution, on peut très bien obtenir une cessation des accidents pour des mois et des années.

Un exemple frappant de l'efficacité de la méthode décompressive est ce malade dont nous avons rapporté l'observation (Dem...) qui, trépané depuis 1908, a vu disparaître ses symptômes d'hypertension et dont l'état reste le même depuis plus de trois ans.

L'opération décompressive peut ne consister qu'en l'ablation du volet occipital sans ouverture de la dure-mère. C'est quelquefois suffisant, mais le plus souvent il faut secondairement ouvrir la dure-mère. Ce qui décidera cette ouverture, c'est l'examen du fond de l'œil faisant constater la persistance de la stase papillaire.

Quant à l'extirpation, on devra y avoir recours si la décompression ne suffit pas et si les phénomènes d'hypertension sont trop intenses.

On peut cependant envisager la possibilité d'intervention curative lorsque le diagnostic aura été porté très précocement ; les dangers seront moindres alors.

Tous ces examens décidant la conduite à tenir ne font perdre aucun temps et en une dizaine de jours chaque fois, la question peut être jugée, il ne faut donc pas que l'on accuse de compromettre l'état général du malade en perdant du temps avec des examens inutiles.

Il ne faut du reste pas oublier que, à supposer que l'opération extractive réussisse très bien, le malade aura au lieu d'une surdité presque complète et d'une parésie faciale légère, une paralysie complète de ces deux nerfs. Les troubles que la tumeur n'avait pu produire en des années de compression, l'intervention les détermine en un instant.

La conduite que nous recommandons est du reste celle que nous avons vu tenir dans les services des docteurs Dejerine et Babinski et elle est dictée par l'observation des faits.

CONCLUSIONS

1° Le tableau clinique des tumeurs de l'angle ponto-cérébelleux est loin de répondre à la description restée classique depuis les travaux de Henneberg et Koch, et de Hartmann de Prague ; les huit observations personnelles que nous rapportons en sont une preuve par leur diversité.

2° Ceci nous fait comprendre les difficultés souvent si sérieuses du diagnostic : le syndrome de l'angle ponto-cérébelleux pouvant être réalisé par des lésions autres que les tumeurs de cette région, quelquefois même par hydrocéphalie simple. On devra donc s'attacher à un examen minutieux de l'appareil auditif par toutes les épreuves que nous avons décrites, puis des autres nerfs craniens et de l'appareil cérébelleux : c'est seulement l'ensemble des résultats obtenus qui permettra de poser un diagnostic ;

3° Nous pensons pouvoir trancher la question si discutée de la nature et de l'origine de ces tumeurs : ce sont des tumeurs névrogliques, des gliomes, présentant sans doute des types différents que nous décrivons, mais dont la structure fondamentale est toujours la même, comme nous l'ont montré les méthodes électives.

Les rapports toujours intimes de ces tumeurs avec le VIIIe nerf dont nous avons suivi les fibres à l'intérieur du néoplasme en font avant tout des gliomes de l'acoustique. Mais il est des cas où la tumeur naît d'autres nerfs craniens et en particulier du Ve. Cela n'est pas pour nous surprendre depuis que là présence de fibrilles névrogliques a été décélé dans ces nerfs.

4° Bien entendu nous n'envisageons que les tumeurs énucléables de cette région dont nous décrivons l'aspect en détail. Il reste certain que d'autres néoplasmes provenant des os, des méninges, des vaisseaux, des plexus choroïdes, etc., peuvent siéger en ce point.

5° L'étude de l'action de ces tumeurs sur le mésencéphale explique en grande partie les symptômes constatés.

Le VIIIe nerf présente le maximum de lésions, et nous avons noté dans certains cas en même temps que la dégénérescence d'une grande partie de ses fibres, des lésions de ses noyaux bulbaires.

Le Ve nerf est également très lésé.

Le cervelet s'il ne présente pas de grosses dégénérescences semble toutefois souffrir fortement de la compression et avec des lésions de l'écorce correspondant au néoplasme, on constate une atrophie nette des noyaux centraux du même côté : noyau dentelé, embole, globulus et noyau du toit.

Les voies pyramidales semblent peu touchées, refoulées, tassées, elles sont le siège d'infiltration œdémateuse mais ne présentent pas de grosses dégénérescences. On ne retrouve du reste dans le bulbe et la moelle, même par le Marchi, aucune trace de dégénérescence descendante.

La moelle présente les lésions des cordons postérieurs décrites dans les tumeurs cérébrales.

INDEX BIBLIOGRAPHIQUE

Alagna (de Palerme). Sur les tumeurs de l'acoustique. *Archives internationales de laryngologie, d'otologie et de rhinologie*, 1909, nos 2, 3, 4, 5 et 6.

Alexander et **Frankl von Hochwart**. Un cas de tumeur du nerf acoustique. *Neurol. Institut on der Weiner Universitat*, Bd. XI, 1904, Anal. in *Revue de neurologie*, 1904, p. 1907.

Anton. Lésion anatomique dans un cas d'ataxie cérébelleuse, hémilatérale avec paralysie croisée. *Jahrbücher fur Psychiatrie und Neurologie*, vol. XIX, fasc. 3, 1900, p. 309.

Armand-Delille et **Jean Camus**. Présentation d'une pièce de volumineux choléstéatome du cervelet. *Revue de neurologie*, 1902, p. 1074.

Ascoli. Tumeurs de l'angle ponto-cérébelleux gauche. *Soc. médic. et chir. de Pavie*, 1er mars 1907 ; *Revue de neurologie*, 1907, p. 819.

— Tumeurs cérébelleuses. Diagnostic du siège et de la nature au moyen de la ponction exploratrice, *Policlin.*, Bd. XIV, avril 1907; *Revue de neurologie*, 1907, p. 819.

Atlee et **Mills** (de Philadelphie). Tumeur cérébrale avec épilepsie jacksonienne et paralysie unilatérale des cordes vocales, ultérieurement hémiparésie et astéréognosie. Opération. Guérison. *The Journal of the american medical Association*, vol. XLIX, n° 26, 1907, p. 2129.

Auvray. *Les Tumeurs cérébrales*. Paris 1896.

Axenfeld. Atrophie optique et troubles de la menstruation dans les tumeurs de la base. *Arch. f. Psychiatrie*, t. XXXVII, 1903, p. 643.

Babinski. De l'asynergie cérébelleuse. *Société de neurologie*, séance du 9 novembre 1899.

Babinski. De l'influence des lésions de l'appareil auditif sur le vertige volitaïque, *Société de Biologie*, séance du 26 janvier 1901.

— Hémiasynergie et hémitremblement d'origine cérébello-protubérantielle, *Société de neurologie*, séance du 7 février 1901.

— Sur le rôle du cervelet dans les actes volitionnels nécessitant une succession rapide des mouvements. Diadococinésie. *Revue de neurologie*, 1902, p. 1013.

— De l'équilibre volitionnel statique et de l'équilibre volitionnel cinétique (dissociation de ces deux modes de l'équilibre volitionnel, asynergie et catalepsie), *Revue de neurologie*, 1902, p. 470.

— Craniectomie dans un cas de tumeur cérébelleuse ; *Journal de Méd. et chir. pratique*, 10 avril 1909, p. 251 ; *Revue de neurologie*, 1909, p. 987.

— Quelques documents relatifs à l'histoire des fonctions de l'appareil cérébelleux et de leurs perturbations. *Revue mensuelle de médecine interne et de thérapeutique*, mai 1909.

Babinski et Clunet. Tumeurs méningées unilatérales. Hémiplégie siégeant du même côté que les tumeurs. *Revue de neurologie*, 1908, p. 707.

Baradouline. Amélioration de la stase papillaire par la trépanation. *Vratsch* (russe), 1907, n° 47.

Barany-Robert. Nouvelles méthodes d'examen des relations entre l'appareil vestibulaire, le cervelet, le cerveau et la moelle épinière. *Annales des maladies de l'oreille, du larynx, du nez et du pharynx*, t. XXXVI, septembre 1910, n° 9.

Beadler Cecil. Anévrisme des artères cérébelleuses. *Brain*, 30, octobre 1907.

Beevor. Localisation exacte des tumeurs intracraniennes en excluant les tumeurs du cortex moteur, du tractus moteur du pont et de la moelle. *Brain*, part. III, 1898, p. 291.

— Diagnostic et localisations des tumeurs intracraniennes. *Soc. méd. de Londres*, 1907.

Berard (André). Diagnostic et traitement des tumeurs du cervelet et de la fosse cérébelleuse. Thèse de Lyon, 15 juin 1910.

Besta (Carlo). Sur un cas de tumeur de la protubérance. *Analyse, Revue de neurologie*, 1904, p. 315.

Biggs. Un cas de la tumeur envahissant le nerf auditif. *Arch. of Otology*. New-York, 1908, p. 468.

Borchardt. Opérations des tumeurs de l'angle ponto-cérébelleux. *Berliner klinische Wochenschrift*, n° 33, 14 août 1905.

Bramwell. Un cas de tumeur de l'angle (observ.), *Brain*, 22.

— On intra-cranial Surgery. *Edinburgh medical Journal*, juin 1894.

Cestan. La neurofibromatose. *Revue de neurologie*, 15 août 1903, p. 103.

Claude, Vincent et **Levy-Valensi**. De l'hémiplégie homolatérale dans les tumeurs cérébrales. *Revue de neurologie*, déc. 1910.

Claude (Henri) et **Baudoin**. Un cas de pseudo-tumeur cérébrale. Valeur des signes de localisation. *Revue de neurologie*, 30 janvier 1911, p. 122.

Collier. Tumeur du cervelet. *Journal of neurology*, t. XXXIX, 1906, p. 396.

— Les faux signes de localisation des tumeurs intra-craniennes. *Brain*, vol. XXVII, p. 490.

Coutela. Essai sur la coordination des mouvements des yeux à l'état normal et à l'état pathologique. Thèse de Paris, G. Steinheil, 1908.

Cruveilhier. Fibro-sarcome des méninges cérébelleuses. Atlas, 1830.

Cushing-Harvey. Étranglement des nerfs abducens par la branche latérale de l'artère basilaire dans les cas de tumeur du cerveau. *Brain*, 1910.

Decressac. Thèse de Paris, 1890.

Dejerine (J. et A.) Anatomie des centres nerveux.

Diller (Théodore) et **Gant** (Otto) (Pittsburg). Tumeur du cervelet enlevée avec succès. *Journal of the American medical Associat.*, vol. LIII, n° 6, p. 364, 31 juillet 1905.

Duret. Notes sur les tumeurs du cervelet. *Association française de chirurgie, XVI*[e] *Congrès*. Paris, 1903, 23 octobre.

— Tumeurs de l'encéphale; 1er *rapport au Congrès de chirurgie*. Paris, octobre 1903.

Dustin et **Van Lind** (de Bruxelles). *Nouvelle iconographie de la Salpêtrière*, an XXII, n° 6, novembre, décembre 1909, pp. 620-627.

Esnar-Brünswicke. Le Traitement des tumeurs cérébrales. *Studus ov Hyaswlstames-Behadling*. Copenhague, 1903.

Ferrier. Sur un cas de craniectomie pour l'épilepsie jacksonienne sans lésions craniennes. *Bulletin et mémoire de la Soc. de chirurgie*, t. XVII, 1891, p. 414.

Flemming. Névrite optique dans le cas de tumeur intra-cranienne. *Revue of Neurologie and Psychiatry*, août 1904.

Fraenkel, Hunt, Woolsey, Elsberg. *Annals of surgery*, septembre 1904.

Frank Hartler (New-York). *The Journal of the american medical Association*, vol. CCCCXI, n° 2, 9 janvier 1909, pp. 99-102.

Frazier. *New York medical Journal*, 1905, p. 278.

Fürnster (Strasburg). Sur la pathologie et le traitement des tumeurs cérébrales. Pathologie in Behandlung den Hirngeschinst, *28e Congrès des neurol. et al. du Sud-Ouest* (Bade); *Arch. f. Psychiatrie*, t. XXXVII, fasc. 2, 1903, p. 650.

Ganjoux et **Bosc**. Étude des deux gliomes circonscrits du cervelet. *Montpellier médical*, 10 octobre 1909.

Ganjoux, Maibler et **Meitrezal**. Gliome du cervelet chez l'enfant *Soc. des sciences méd. de Montpellier*, 14 mars 1907.

Goublot. *Les Tubercules du cervelet*. Thèse de Paris, n° 508, juillet 1904.

Grainger Stewart et **Gordon Holmes**. Symptomatologie des tumeurs du cervelet. *Brain*, 1904, p. 522.

Hartmann Fritz (de Prague). Die Klinik der sogenannter Tumoren des nervus acusticus. *Zeitschrift fur Heilkunde*, XXIII Band, 1902, p. 391.

Henneberg et **Koch**. La neurofibromatose centrale et les tumeurs de l'angle ponto-cérébelleux (neurome de l'acoustique). *Arch. f. Psychiatrie*, 1902, t. XXXVI, S. I.; *Revue de neurologie*, 1903, p. 307.

Henschen Folke. *Uber Geschwülste der hinteren Schadelgrube insbesondere des Kleinhirnbruckenwinkels. Klinische und anatomische Studen*. Stockholm, 1910.

Hildebrand (de Berlin). Sur la chirurgie du cervelet. XVIe Congrès de méd. Budapest, 29 août-19 sept. 1909; *Revue de neurologie*, 15 octobre 1910.

Horsley. *British med. Jour.*, 1906.

Jackson Hughlings. Un cas de tumeur du lobe moyen du cervelet. Paralysie cérébelleuse avec rigidité (attitude cérébelleuse). Crises tétanoïdes. *Brain*, Number. part. LXVI, mars 1907, pp. 425-440.

— De la valeur diagnostique de la position de la tête dans la lésion du cervelet, *Brain*, 1900.

Jumentié et **Chenet**. Tumeur de l'angle ponto-cérébelleux. *Société de neurologie*, 1er juillet 1909.

Jumentié. Lésions de l'encéphale au cours du développement des tumeurs de l'angle ponto-cérébelleux. *Société de neurologie*, n° 24, 30 décembre 1910, p. 670.

Jumentié et **Sezary**. Examen histologique de cinq tumeurs de l'angle ponto-cérébelleux. *Société de neurologie*, 9 mars 1911.

Jones Ernst. Diagnostic différentiel des tumeurs du cervelet et de l'angle ponto-cérébelleux. *Boston medical and surgical Journal*, vol. CLXI, n° 7, 26 août 1909, p. 281.

Kauffmann et **Chenet**. *Tumeur du bulbe.*

Klippel et **Boeteau**. Un cas d'anévrisme intra-cranien (tronc basilaire). *Bulletin de la Société anatomique de Paris*, 1892, 5e série, t. VI.

Krause Fedor. *Surgery of the Brain and 3 penal cord.*

Lannois et **Durand** (Lyon). Deux cas d'intervention pour les tumeurs de l'angle ponto-cérébelleux (tumeur de l'acoustique). Communication à la *Société française d'otologie et laryngologie*, mai 1909 ; *Annales des mal. de l'oreille, du larynx, du nez et du pharynx*, t. XXXV, juin 1909, n° 6.

Lecène. Les tumeurs de l'angle ponto-cérébelleux et leur traitement chirurgical. *Journal de chirurgie*, t. II, n° 4, avril 1909.

Lépine (de Lyon). Deux cas de tumeur du nerf auditif. *Rev. de neurologie*, 1903, p. 1104.

Lhermitte et **Klarfeld**. Histologie fine des nerfs craniens. *Soc. neurologie*, mars 1911.

Lodholz. Les Fonctions du cervelet. *New York med. Journal*, 11 férier 1905, p. 289.

Lucas-Championnière. *Bulletins et mémoires de la Société de chirurgie*. Séance du 10 juin 1891, p. 486.

Martial. Tumeur du nerf auditif. Thèse de Lyon, 1907.

Mayer (de Bruxelles). Un cas de tumeur du cervelet avec épilepsie jacksonienne. *Association française de chirurgie*, XVIe Congrès de Paris, octobre 1903.

Mills. *The nervous systems its diseases*. Philadelphia, 1898, p. 733.

— Diagnostic des tumeurs du cervelet et de l'angle cérébello-pontin avec particulièrement leur ablation chirurgicale.

— La signification de l'épilepsie jacksonienne dans le diagnostic du siège, avec quelques discussions sur le siège, la nature des lésions et des désordres causés par cette sorte de spasme. *Academy of medicin de New York*, 19 avril 1906.

Mills, Frazier, de Schweinitz, Weisenburg, Lodholz. *Tumor of cerebellum.* Ar. Elliot. Pub. Co, février 1905, p. 261; janvier, p. 324.

Mills, Frazier, Spiller, Schweinitz, Weisenburg. *Tumor of the cerebrium*, Edward Peurrœk. Philadelphie.

Nageotte. Sur la nature et la pathogénie des lésions radiculaires de la moelle qui accompagnent les tumeurs cérébrales. *Revue de neurologie*, janvier 1904, p. 1.

Oppenheim (de Berlin). *Les Tumeurs de l'encéphale*, 1902. Analyse in *Revue neurologie*, 1903, p. 909.

— Ueber die dierech Fehl diagnos bedinglen Misserfolege de Hirnchirurgie. *Congrès de Moscou*, t. IV, 1re partie, p. 576.

Oppenheim et **Borchardt.** Deux cas de tumeurs de l'angle ponto-cérébelleux opérés avec succès. *Berliner Klin. Wochenschr.*, 1907, n° 28.

Osborn. *Journal of nervous and mental diseases*, vol. XXIX, octobre 1902.

Paton. La Névrite optique dans les tumeurs cérébrales. *Ophtalmological Society of the United Kingdom*, 30 janvier 1908; *British. med Journal*, n° 2458, p. 231.

Perol. *Les Céphalées dans les tumeurs cérébrales.* Thèse de Paris, 1907.

Pissareff (Mlle). *Quelques réflexions sur la stase papillaire dans les tumeurs cérébrales.* Thèse de Montpellier, 1904.

Pitres. Valeur séméiologique de l'épilepsie jacksonienne dans le diagnostic topographique des lésions cérébrales. *Académie de médecine*, 5 novembre 1901. p. 465.

Porter-Parkinson et **Hosford.** Tumeur du cervelet avec ptosis cérébral. *Royal Society of medecine*, 13 mars 1908; *British medical Journal*, p. 686, 21 mars 1908; *Revue de neurologie*, 1908, p. 1060.

Puschmann. Cas de tumeur de l'angle ponto-cérébelleux. *Deutsche medizinische Wochenschrift*, n° 21, 24 mai 1906, p. 836.

Raymond. La neurofibro-sarcomatose. Variété particulière de sarcomatose primitive du système nerveux. *Semaine médicale*, 1903, n° 34, p. 277.

Raymond et **Claude**. Sur quelques symptômes des tumeurs de la protubérance et particulièrement les paralysies des mouvements associés des yeux et la perte des réflexes cornéens. *Encéphale*, an III, 3 mars 1908, pp. 26-4278.

— Un cas de neurofibro-sarcomatose avec accidents encéphaliques. *Revue de neurologie*, 15 juin 1908, p. 571.

Rubritius. *Beitrage zur klinische Chirurgie*, juin 1909.

Sandifort. *Observ. anat. pathol.* Lugd. Bat. 1777, p. 116, Fab. VIII.

Schuster (Paul). *Troubles psychiques dans les tumeurs de l'encéphale. Considérations cliniques et statistiques*. Stuttgart, Ferdinand Enke, 1902. Anal. in *Revue de neurologie*, 1904, p. 479.

Schweinitz (de). Symptômes oculaires des tumeurs cérébelleuses. *New-York med. Journal*, 11 février 1905, p. 285.

Siemerling. Zur symptomatologie und Therapie der Kleinhirntumoren. *Sonderabdruck aus der Berliner klinischen Wochenschrift*, 1908, n°s 13 and 14.

Sezary. Tumeur (sarcome) juxta-bulbo-protubérantielle. *Bull. Société anatomique de Paris*, juin 1907, p. 481.

Senna Felice. Sur le diagnostic des tumeurs cérébrales. *Gazetta degli Ospedali et delle Cliniche*, an XXIX, 23 février 1908, n° 23, p. 237.

Söderbergh Gotthard. Ein Fall von trijeminustumor mit symptomen von Kleinhirnbruckevinkel nebst einigen bemerkungen uber die sogenannte cerebellare ataxie. *Sonderabdruck an Nordiskt medicinskt Arkiv*, 1909, abt. II, Heft 3 et 4, n° 11.

Souques. Des troubles auditifs dans les tumeurs cérébrales. *Revue neurologie*, 1904, pp. 727-776.

— Tumeurs de l'angle ponto-cérébelleux, dites du nerf acoustique. Diagnostic topographique et traitement chirurgical. *Revue neurologie*, 1905.

— Tumeur de l'angle ponto-cérébelleux suivie d'autopsie, diagnostic topographique et traitement chirurgical. *Revue de neurologie*, 28 février 1911.

Spiller (William) et **Frazier** (Charles). Palliative opération dans le traitement des tumeurs du cerveau (14 obser.). *University of Pensylvania, medical Bulletin*, septembre 1906.

Stanilovski. Des tumeurs de l'angle ponto-cérébelleux. *Journal de névropathologie et psychiatrie de Korsakoff*, 1908.

Star Allen et **Harvey Cushing**. Tumeurs du nerf acoustique. Symptômes et traitement chirurgical. *The American Journal of the medical sciences*, n° 457, avril 1910, pp. 551-581; *Revue neurologie*, 30 septembre 1910.

Thomas (André). Le Cervelet, étude anatomique, clinique et physiologique. Thèse de Paris, G. Steinheil, 1897.

— *La Fonction cérébelleuse*, 1911.

Thomas (André), **Jumentié** et **Clarac**. Tumeur de l'angle ponto-cérébelleux. Observation clinique avec autopsie. *Revue de neurologie*, juillet 1910.

Thomas (André) et **Max Egger**. Sur les symptômes dus à la compression du nerf vestibulaire (à propos d'un cas suivi d'autopsie). *Société de biologie*, 1902.

Touche. Tumeur comprimant le pédoncule cérébelleux moyen. *Bullet. de la Société médicale des hôpitaux de Paris*, 30 janvier 1902, pp. 55-59.

Van Rées. *Gezwellen in den pons varoli*. Amsterdam, 1910.

Vincent (Cl.). De quelques causes d'erreur dans le diagnostic des syndromes d'hypertension intracranieune et de celui de la localisation des tumeurs cérébrales. *Rev. de neurologie*, 28 février 1911, p. 209.

Virchow. *Archiv.*, 1858, t. XIII, p 264.

— *Pathologie des tumeurs*, t. III. Berlin, 1869.

Weisenburg. Pathologie des tumeurs cérébelleuses. *New-York medical Journal*, 11 février 1905, p. 281 ; 18 février 1905, p. 318.

— Cérébello-Pontile tumeur, diagnosed for six years as tic douloureux. Reprinted from. *The Journ. of the American medical Association*, may 14, 1910. Vol. LIV, pp. 1600-1604.

— Exophtalmie dans les tumeurs cérébrales relat. de huit cas. *The Journ. of the American medical Association*, t. LV, n° 23, 3 décembre 1910.

Westphal. Articles sur la connaissance des tumeurs de l'angle ponto-cérébelleux et des fibromatoses multiples.

Zahn. Contribution à l'étude des tumeurs de la protubérance. *D. Zeitreh f. Nervenheilk.*, t. XX, fasc. 3-4, 24 octobre 1901, p. 205; *Revue de neurologie*, 1902, p 688.

TABLE DES MATIÈRES

2931. — Tours, Imprimerie E. ARRAULT et Cie.

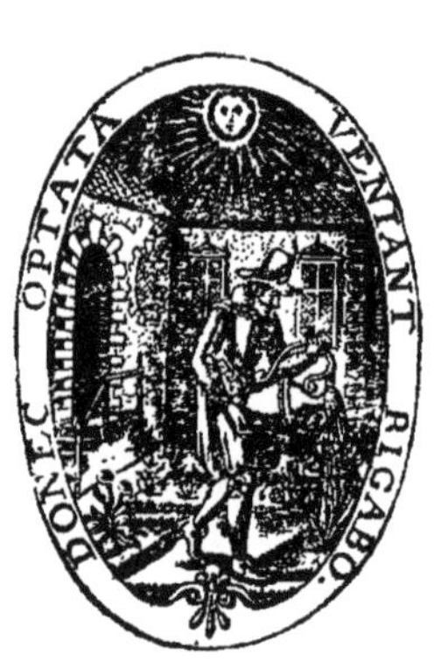

TOURS, IMPRIMERIE E. ARRAULT ET Cie

www.ingramcontent.com/pod-product-compliance
Ingram Content Group UK Ltd.
Pitfield, Milton Keynes, MK11 3LW, UK
UKHW020326230726
13925UKWH00002B/642